ホリスティックヘルス情報室
安珠 ✣ 著

The Holistic Team Treatment
with Aromatherapy

アロマテラピーとチーム医療

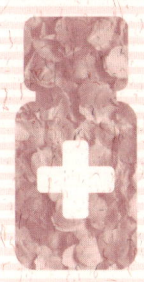

東京堂出版

はじめに

　現代社会は物質的には非常に豊かになった反面、健康面ではストレスや偏った生活習慣による疾患が増えており、それらは西洋医学で充分に対応できない状況にあります。そこで、近年では日本でも米国に習い、統合医療や代替療法といった言葉が頻繁に聞かれるようになりました。西洋医学とそれ以外の療法を上手く組み合わせて、患者さんにメリットのある医療を実践しようというのが統合医療です。西洋医学以外の療法を代替療法といい、アロマテラピー、リフレクソロジー、ホメオパシー、ハーブ療法などはそこに入ります。

　統合医療と似た考え方で、ホリスティック医学という考え方があります。これも、西洋医学と代替療法を組み合わせて、患者にあった医療を提供しようという考え方です。ホリスティック医学の考え方は、1960年代の米国に始まりました。ちょうど、大量生産大量消費で効率よく物を作り消費するという、近代科学をベースとした物質主義的な考え方に破綻が見えはじめ、もっと、環境に優しく、人々が健康に幸せに暮らせる方法はないかということで、よりよい道を模索し始めた時代でした。現在では、スローライフ、LOHAS (Lifestyles Of Health And Sustainability) といった言葉がメディアでも聞かれるようになり、企業のマーケティングにも反映されるようになりました。1960年代に始まったこうした考え方に多くの人が共感しはじめているということだと思います。

　ホリスティック医学は、人間を体・心・気・霊性、そして、その人が生きている人間関係などの社会環境、自然環境などを包括的に

捉えるところからスタートします。ご存知のように、西洋医学は心と体を分けて、体に焦点が当てられています。それが悪いというわけではなく、そういうものであると理解していただければよいのです。「体」というのはホリスティック医学の人間観から言えば、人間の一部です。体だけでなく、個人に関わる全体を見る視点を持つことで、新たな原因や解決策が見出せるのではないかと考えます。

このようなホリスティック医学の考え方に基づき、治療や癒しを求める人に関わっていくのがホリスティック医療です。そして、ホリスティック医療の実践においては、医師だけで実践することは難しく、チームで関わるという方法が必要となってきます。

一方、本書のもうひとつのテーマとして取り上げるアロマテラピーは、1930年代にヨーロッパで生まれ、現在では日本でも認知度が高まっていますが、趣味的、美容的、予防医学的、治療的など、それぞれに幅広く利用されつつあります。また、介護や教育分野での可能性も模索されています。広く利用されるだけに、情報の錯綜、混乱も招きやすいアロマテラピーですが、ここでは、ホリスティック・チーム医療でどのように活用されているか、また、可能性があるかについて述べています。

本書は、ホリスティック医療を実践する赤坂溜池クリニックと、連携機関であるホリスティックヘルス情報室でのチーム医療への取り組みの実際を中心に、実践例、可能性、情報をまとめたものです。

ホリスティックな視点でのヘルスケア、そこでのアロマテラピーの活用について関心のある方々に活用していただれば幸いです。

目　次

はじめに

1　ホリスティックチーム医療とは —————————— 003
ホリスティック・チーム医療とは？　003
ホリスティック・チーム医療とホリスティック・ネットワーク医療　008
ホリスティック・チーム医療と代替療法家　011

2　ホリスティック医療におけるアロマテラピーとアロマセラピストの可能性 —— 017
医療現場でのアロマテラピーとアロマセラピストの位置づけ　017
医療施設におけるアロマセラピストの活動　019
　　心療内科クリニックでの実践例　019
　　内科での活動例　021
　　精神科病棟での実践例　023
　　産婦人科での活動例　025
アロマテラピーの有用性・有効性　027
現場によって役割が変化する　029
自分の施術を客観化することの重要性　030

3　アロマテラピーの導入プランニング —————————— 035
医療現場とアロマテラピー　035
介護・福祉とアロマテラピー　040
導入プランニング　041
アロマテラピー導入の提案の現状　051

4　精油の安全性、薬物相互作用 ——————— 053
　精油のマイナスの影響　053
　配慮すべき対象　057
　病態に対しての配慮　058
　医薬品と精油の相互作用　059
　他の代替療法との相互作用　061
　オイルマッサージと精油　061
　精油の安全性の考え方〜リスクとハザード〜　063

5　安全なトリートメント提供のための考え方と留意点 —— 065
　疾患を持つ人に対するアロマテラピートリートメントの基本的な考え方　065
　一般的なオイルマッサージの禁忌事項　066
　オイルマッサージの物理的効果と留意点　068
　ホリスティック・チーム医療におけるアロマテラピートリートメントの禁忌・留意点　070

6　アロマセラピストのためのストレス学・心身医学 —— 073
　ホリスティック・チーム医療内での活動の留意点　073
　アロマセラピストのためのストレス学　078
　アロマセラピストのための心身医学入門　086
　心療内科領域におけるアロマテラピー実践　106

7　今後の課題と展望 ──────────────── 119
　ホリスティック・チーム医療の一員を育成する取り組み　120
　アロマセラピストのためのホリスティック・チーム医療研究会　121
　地域でのホリスティック・ネットワーク医療の取り組み　124

インフォメーション　132
精油データ　135
あとがき　159

アロマテラピーと
チーム医療

1. ホリスティック・チーム医療とは？

　通常、医療現場で「チーム医療」と呼ばれているものは、医師、看護師、薬剤師、臨床検査技師、理学療法士、作業療法士など、国家資格を有する医療従事者で成り立っているものを示します。

　本書であえて、「ホリスティック・チーム医療」としたのは、従来のチーム医療とは区別をするためです。では、ホリスティック・チーム医療とは、どんなことをさすのかをご紹介したいと思います。

ホリスティック・チーム医療とは？

　ホリスティック医学という言葉をご存知でしょうか？　Holistic（ホリスティック）という言葉は、「包括的な」「全人的な」「全体的な」という意味を表す英語です。ギリシャ語の「全体」を意味するHolosが語源となっています。同じHolosを語源にする英語にはwhole「全体」、health「健康」、heal「癒す」などがあります。ホリスティック医学は、医学や健康を考える場合に人間を部分で見るのではなく体、心、環境などすべてを含めた視点をあらわします。

　ホリスティック医学という考え方は1960年代にアメリカで起こったもので、1987年には日本でも日本ホリスティック医学協会が設立されました。これは、近代西洋医学が人間の部分だけを見るこ

とに偏りすぎ、人間全体を捉えることを忘れてしまったことへの批判から生まれました。NPO法人・日本ホリスティック医学協会ではホリスティックな健康観を次のように定義づけています。

「人間を体、心、気、霊性等の有機的統合体ととらえ、社会、自然、宇宙との調和にもとづく包括的、全体的な健康観」

　人間は「身体」だけの存在ではないことは皆さんも実感しているのではないでしょうか。毎日、何かを考えたり感じたりしているし、見えないけれども人から伝わってくる熱やエネルギーや存在感などを感じたりします。また、自分自身は現在だけに生きているわけではなく、過去の体験や未来への希望や不安、価値観なども現在の自分と一緒に存在しています。また、社会や自然といった環境も、自分自身と切り離すことはできません。誰しも生きている限りは何らかの人間関係を持っています。それは自分自身の行動や感情に影響を与えます。それから、都市に生きていると、自然環境は自分達が生きる基盤となっている場所であることを忘れがちです。病気や健康を考える上で、その人がどんな人間関係や自然環境の中で生きているかはとても重要なことです。

　このような、ホリスティック医学の考え方にもとづき、心身の不調を体、心、霊性、生活習慣、環境などを包括的に視野に入れ、患者の必要に応じて西洋医学だけではなく、各種代替療法も含め実践するのが、ホリスティック医療です。そして、人間を包括的に見るためには、あらゆる分野が関わってくることはお分かりでしょう。それに対応するには、それぞれの専門家がチームでかかわる体制が不可欠となります。

　ホリスティック医学では、人間を体と心だけではなく、霊性、環

境までも含めた人間観、健康観に立っています。また、自然治癒力を高めることが中心に置かれていて、患者さんが自ら自分を癒していく意志を持ち、治療者はそれをサポートするという姿勢が貫かれています。

　体、心、霊性、人間関係など患者さんをとりまく環境などを考えたときに、調和が崩れてどこかに歪みが出てきたことが、病として現れるとホリスティック医学では考えます。しかし、患者さんのすべてを一人の治療者がすべて請け負うことは不可能に近いでしょう。そうすると、必然的に一人の人を多くの人で支えるという必要が出てきます。そこで、チームという発想が必要になってくるのです。支える人を広く考えると、家族や友人であったり、地域の人々ももちろん含まれます。家族は家族の役割があり、友人は友人の役割があります。チーム医療のスタッフは、専門的に体や心をケアするという立場から関わる人たちと考えるとよいでしょう。そして、丸ごとの視点から患者さんをとらえてチームで関わる医療をホリスティック・チーム医療と考えています。

1 ◆ホリスティック・チーム医療とは？

資料

ホリスティック医学とは？

（NPO法人日本ホリスティック医学協会の定義より）

「ホリスティックとは？」

　1926年にジャン・クリスチャン・スマッツという思想家が「ホーリズム（holism）と進化」という著作の中で「holism」の形容詞として初めて「Holistic」という造語を使いました。

　Holisticという言葉は、ギリシャ語のholos（全体）を語源としています。そこから派生した言葉にwhole, heal, holy, health…などがあり、健康（health）という言葉自体がもともと『全体』に根ざしています。

　現在、「ホリスティック」という言葉は、「全体」「関連」「つながり」「バランス」といった意味をすべて包含した言葉として解釈されています。的確な訳語がないため、そのまま「ホリスティック」という言葉が使われていますが、意味する内容は決して新しく輸入された考えではなく、もともと東洋に根づいていた包括的な考え方に近いものといえます。

「ホリスティックヘルスとは？」

　「病気でない状態が健康である」という否定的な定義や「血液や尿や細胞組織の検査結果が正常値の範囲以内であれば健康である」という消極的な定義ではありません。

　『精神・身体・環境がほどよく調和し、与えられている条件において最良のクオリティ・オブ・ライフ（生の質）を得ている状態』を

健康と考える、より積極的な状態のことです。
　ホリスティック医学をひと言でいうならば、人間をまるごと全体的にみる医学といえます。健康や癒しとは本来、身体だけでなく目に見えない精神・霊性も含めた人間の全体性と深く関係があります。これは、病気だけに限定されるものではなく、人生の中の生老病死というステージを考え、病を癒していくなかに関連する、あらゆる分野の「癒し」も大切に考えるということです。　（会長　帯津良一）

「ホリスティック医学」の定義

1. ホリスティック（全的）な健康観に立脚する
   人間を「体・心・気・霊性」等の有機的統合体ととらえ、社会・自然・宇宙との調和にもとづく包括的、全体的な健康観に立脚する。
2. 自然治癒力を癒しの原点におく
   生命が本来、自らのものとしてもっている「自然治癒力」を癒しの原点におき、この自然治癒力を高め、増強することを治療の基本とする。
3. 患者が自ら癒し、治療者は援助する
   病気を癒す中心は患者であり、治療者はあくまでも援助者である。治療よりも養生、他者療法よりも自己療法、が基本であり、ライフスタイルを改善して患者自身が「自ら癒す」姿勢が治療の基本となる。
4. 様々な治療法を選択・統合し、最も適切な治療を行う
   西洋医学の利点を生かしながら中国医学やインド医学など各国の伝統医学、心理療法、自然療法、栄養療法、手技療法、運動療法、

などの各種代替療法を総合的、体系的に選択・統合し、最も適切な治療を行う。
5. 病の深い意味に気づき自己実現をめざす
病気や障害、老い、死といったものを単に否定的にとらえるのでなく、むしろその深い意味に気づき、生と死のプロセスの中で、より深い充足感のある自己実現をめざしていく。

ホリスティック・チーム医療とホリスティック・ネットワーク医療

(ホリスティック・チーム医療塾「ホリスティック・チーム医療概論」降矢英成より)

ホリスティック医学に基づき、ヘルスケアや医療を実践しようと思った場合に、私達は大きく分けて2つの分類で考えています。一人の患者さんに複数の専門家が関わる場合、病院の中に医師や代替療法家がいて施設内で連携をとるという方法と、地域単位でネットワークをつくるという方法です。

1、 ホリスティック・チーム医療
　　同一施設内のチーム医療(医師、鍼灸師、アロマセラピスト、カウンセラーなどの連携)

2、 ホリスティック・ネットワーク医療
　　地域単位のネットワーク(病院、治療院、サロンなどの連携)

本書で述べるホリスティック・チーム医療は、1の同一施設でのことが主になります。ただし、現在は医療機関にて、混合診療(保険診療と自由診療＝保険がきかないもの)を行うことはできません。実

際には、医療機関とは別に隣接して代替療法を受けることができる施設をつくって実践することになります。

　地域単位のネットワークという形であれば、それぞれの地域にある病院やクリニックと鍼灸・マッサージ治療院やアロマテラピーサロンなど、信頼感を持てる同士がネットワークをつくり、患者さんがそれぞれを利用するということができるでしょう。

　形としては上記のように、2つに分けましたが、内容的には3つのパターンが考えられます。つまり、チームやネットワークを組む上で、どこまで連携を強めるかという違いであるといえます。

　●チームとネットワークの連携内容
　　1、患者に適合した他の治療法を紹介する　→　一方向
　　　　　　　　　　　　　　　　　　　　　　　＊単なる紹介
　　2、2つ以上の治療を併用する　→　双方向
　　3、ホリスティックに統合して治療する

　1の「単なる紹介」という「一方向」とは、例えば、医師が「この患者には鍼が良いのではないか？」と判断し、「鍼を受けてみたらどうか」ということを勧めるケースです。おすすめの治療院や治療師を紹介する場合もあると思いますし、どの治療院や治療師の元に行ったらいいのかは、患者さん自身が探す場合もあります。これは、一つの専門領域では対応できない患者さんに違うアプローチを行うことができるというメリットはありますが、連携はなされていない状態です。

　2の2つ以上の治療法を双方向的に組み合わる場合は、1よりも段階としては連携の度合いが強くなります。上の例で言えば、医師

が鍼灸師に紹介の理由を伝え、鍼灸師はその情報を受けて治療プランを立てます。このタイプは、併用していくことで相乗効果のメリットが生まれます。

　2つの間での連携は比較的やりやすいかもしれませんが、3つ以上、そして、それ以上のものを併用することになった場合には、どうなるのでしょう？　上記の医師、鍼灸師の連携だけではなく、たくさんのつながりや情報交換が必要になってきますので複雑になり、ともすれば、上手く連携がとれなくなる可能性があります。現実的には、多くの代替療法を同時に併用するということは、あまり多い例とはいえませんが、時には、医師が知らない間に、患者さんがいろいろなモノを受けているという場合もあります。

　より患者さんにあった治療法を提示していくためには、ホリスティック・チーム医療が目指すものは、3番目の連携方法です。医師はチームのコーディネーター役になるというイメージです。医師が患者さんを診察し、最も適した方法を提示し、受けるタイミングや量などを調整していく役割を果たします。

　複数の療法を併用していても、医師やセラピスト同士の連携が取れていなければ、患者の変化の様子がわからず適したタイミングや頻度かどうかを確認することができません。むやみにたくさん療法を受けることによって、かえって弊害がでてくる場合も考えられます。ホリスティック・チーム医療のメリットとしては、メンバーの情報共有がしやすく、情報共有がきちんとなされることで、患者をホリスティックに把握した治療プランを立てやすいということがあげられます。

ホリスティック・チーム医療と代替療法家

　日本においては医師以外の療法家の治療行為は認められていません。しかし、ホリスティック医療が人間を丸ごと見ていく医療であることから、治療という側面からだけではなく、補完療法的に、または、ケアとして患者をサポートする専門家も求められます。したがって、ホリスティック・チーム医療においては、医療資格者に限定せず、民間資格の療法家・セラピストの参加も必要にとなってきます。心、体、霊性(スピリチュアリティ)など様々な分野に関わる専門家が望まれます。

　しかし、医療現場においては、総責任は医師にあります。医師との連携のもと、それぞれが自分の専門分野の実践を行うことになりますので、ホリスティック・チーム医療に参加するスタッフは、チームの一員として高いモラルと責任感を持つことが大切です。

　倫理行動基準(次ページ参照)にも示しましたが、チームの一員として最も重要なのは、自分自身の立場で何ができるのか、チームでの役割が何であるのかを常に自覚していることが大切です。アロマセラピストの役割については、後の章で述べますが、民間資格のセラピストとしての守備範囲とその範囲でできることを把握していることが重要です。

●ホリスティック・チーム医療にかかわる代替療法家
鍼灸師、指圧マッサージ師、栄養士、心理カウンセラー、アロマセラピスト、リフレクソロジスト、ヒーラー、ボディワーカー、各種自然療法のプラクティショナーなど

資料

ホリスティック医療に関するアロマセラピストの倫理行動基準

(赤坂溜池クリニック・ホリスティックヘルス情報室版)

1、教育基準

1-1 アロマセラピストの定義・条件は各資格認定団体のものに準ずる

(アロマセラピストとしてのモラル・心構え、知識・技術、守秘義務、トレーニング基準など)

1-2 統合医療、ホリスティック医療に関ろうとするアロマセラピストは一定の教育水準を満たし、常に知識、技術、感性の向上につとめること

＊「教育水準ガイドライン」(次頁)を参照

1-3 統合医療、ホリスティック医療に関ろうとするアロマセラピストは、統合医療、ホリスティック医療の理念をよく理解すること

2、倫理・行動基準

2-1 自分がトレーニングを受けた範囲で実践し、医学的診断をしたり、自分の専門領域を越えた判断を行わない

2-2 全体から見た各種療法の位置付けを知り、医療チームやネットワークに関するメンバーを尊重するとともに、アロマセラピストの位置付けを客観的に理解する

2-3 担当医の治療計画やケア方針、チームにおけるアロマテラピー

利用の方針を理解する
2-4　チームの方針に沿った施術計画、施術、客観評価を行い、担当医、またはチームメンバーに適宜報告する
2-5　常に、統合医療、ホリスティック医療の理念を念頭におき、患者にとって望ましいものを提供する視点を持ち、自分の知識や技術を押し付けない
2-6　統合医療、ホリスティック医療におけるアロマテラピー施術の目的、内容について患者に簡潔に説明をし、同意を得た上で施術を行う
2-7　医療、各種療法の連携の必要性を感じたら、患者に情報提供をし、各専門家に相談、申し送りをし、適宜、カンファレンスの機会を設ける

教育水準のガイドライン

①統合医療・ホリスティック医療の知識
・基礎医学、基礎科学
・ホリスティック医学、心身医学、代替療法概論
・生活習慣病予防概論、ストレス性疾患予防概論

②アロマテラピーに関する知識
● 安全性
　1) 精油と薬物相互作用についての知識を得ておくこと
● 客観評価の視点を養う
　1) 症例報告→ジャーナルなどへの積極的な投稿を心掛ける

2)症例検討会→団体やグループの検討会に定期的に参加する
●最新情報の更新
  1)シンポジウム、学会など適当なものに適宜参加し、常に自分の知識の更新を図る。
  2)海外の情報、学術文献などにも関心を持ち、幅広く新しい情報を得る努力をする。

③個人的資質の向上
常に謙虚さを持ちつつ、人間に対してのホリスティックな視点を深める努力や、自分自身の心と体の健康管理につとめる。

④ボディワーク、カウンセリング、コンサルテーション、各種スキルの向上

> **Column**
>
> ❖ **代替療法に対する、医師たちの意識は？**
>
> 日本においても、西洋医学に限界を感じはじめている医師たちの中には、統合医療、ホリスティック医療、代替療法に関心を向ける人たちが増えてきました。医師という立場から、治療手段として使いやすいものは、経口的な方法であるため、口から摂取するものに、最も関心が行くようです。例えばサプリメントなどが筆頭に上げられます。ハーブやホメオパシーなどに関心を寄せる医師も徐々に増えており、アロマテラピーの精油も経口的に利用するというケースも見られます(フランスのアロマテラピーは経口的に用いるのが主流)。
>
> しかし、関心を寄せていても、実際にどの代替療法を使ったら良いかわからない、信頼できる情報が得られない、また、代替療法家もどのような療法家が信頼できるのか分からない、などの理由があり、実践にいたっていないという場合があります。
>
> チームやネットワークで医師に接する時には、医師や医療現場の事情をよく理解し、ともに仕事をすることの提案をする必要があります。それは、他の療法家に対しても同じであり、相互理解は非常に重要といえるでしょう。

〈参考文献・サイト〉

- NPO法人日本ホリスティック医学協会 HP「ホリスティック医学とは」http://www.holistic-medicine.or.jp
- 山本竜隆著『治る力を呼びさます統合医療のすすめ』東京堂出版

2. ホリスティック医療におけるアロマテラピーとアロマセラピストの可能性

　ここで、最初に明示したいことは、アロマテラピーについて語ることと、アロマセラピストについて語ることは、別なことであると理解することです。アロマテラピー自体は、一般の方からアロマセラピスト、看護師、医師など、すべての人が利用できる代替療法です。アロマセラピストというのはその療法を執り行う専門家をさしており、職業をさすことになります。したがって、代替療法と代替療法家について考える場合にも、分けて考えたほうが良いということになります。

医療現場でのアロマテラピーとアロマセラピストの位置づけ

　アロマテラピーとは植物から抽出した100%天然の芳香物質である精油を心身の健康の維持増進に役立てる自然療法です。古代から植物の芳香物質は健康増進や精神疾患の治療、宗教儀式などに使用されてきました。20世紀初頭に、フランスの化学者、ルネ・モーリス・ガットフォセが精油の研究を始め、「アロマテラピー」という用語を作ったことが、現代のアロマテラピーの始まりでした。
　その後、精油はフランスでは医師の処方のもと感染症の治療など

に使用され、イギリスではオイルマッサージに取り入れられ、美容や健康維持・増進、医療の補完として使用されています。

　日本では精油は一般の人でも手に入れることができ、日ごろのセルフケアに利用されたり、リラクセーションや美容、健康維持・増進から、医療や福祉施設にて治療の補完やQOL（クオリティ・オブ・ライフ）向上のために利用されています。

　　●アロマテラピー実践のいろいろ
　1、健康維持・増進のためのホームケア
　2、ストレス性疾患の予防
　3、代替療法、補完療法として
　　　（精神科、心療内科など）
　4、出産（産前産後のケアとして）
　5、緩和ケア
　6、介護（高齢者、障害児など）

　近年、医療施設においては、「患者のQOLの向上」「不眠、便秘、むくみ、不安感、緊張など日常的な愁訴の改善」「治療の補完」というニーズから、アロマテラピーに対する関心が高まっています。医療施設でのアロマテラピー実践を考えるとき、実践の主体が医師、看護師、作業療法士、理学療法士、アロマセラピスト、患者自身など様々な実践ケースと可能性が見られます。

　それは、アロマテラピーが様々なものと結びつきやすい柔軟性を持つと同時に、心と体に働きかける力を多くの人が感覚的に実感しやすいということから、科学的根拠が十分でないにもかかわらず、高いニーズが示されていると考えられます。

●アロマテラピーの有用性、有効性
1、香りとタッチのコミュニケーション
2、心と体のリラクセーション
3、セルフケアに取り入れやすい
4、環境整備
5、家族、スタッフのメリット
＊詳しくは p.27 参照

医療施設におけるアロマセラピストの活動

　ホリスティックな観点から医療を実践する現場では、アロマテラピー実践に関しては、アロマセラピストに任せるという形で行っているケースがみられます。そして、そのようなケースがはじまったばかりといってもいい日本では、それぞれの現場によって、実践のケースは様々で、ひとつのマニュアルを提示する段階ではありません。しかし、それだけに、実践ケースの中には可能性をたくさん見出すことができます。ここでは、アロマセラピストのいくつかの活動例をご紹介していきます。

心療内科クリニックでの実践例

ストレスを乗り越えるための
サポートをする

　ホリスティック医学を実践している赤坂溜池クリニックの例をご紹介します。このクリニックでは、代替療法を担当する別法人㈲ホ

リスティックヘルス情報室を設けており、その連携により、患者さんは、西洋医学以外の様々な代替療法を選択できるようになっています。患者さんは医師の診察後に代替療法を受けたいという希望があれば、カウンセリング、アロマテラピートリートメント、リフレクソロジー、鍼灸、カイロプラクティックなど様々な療法から自分にあった療法を選択し、自費で受けることが出来ます。アロマセラピストは各曜日に担当者がおり、施術内容もそれぞれ違ったものになっています。患者さんとセラピスト間の相性も考慮しアロマテラピーの中でも選択肢が広いほうが良いという方針で、個々のセラピストの個性が尊重されています。患者さんからの予約が入ったら、アロマセラピストは必要に応じて診察後のカルテを確認し、診断名、処方薬、検査結果などをチェックし情報を得ておきます。

　心療内科の場合は心身症、神経症、うつ状態などストレス性の疾患をもつ患者さんが中心です。施術内容は一般サロンと同様に、まず、コンサルテーションを行ない、ボディトリートメントをし、施術後のフィードバックとセルフケアのアドバイスなどを行います。

　心療内科での活動においては、心身医学、ストレス学的な知識、関連する疾患に使用される処方薬（漢方も含め）、診断のために実施される検査などについて知っておくことが役に立つと思われます（第6章「アロマセラピストのためのストレス学・心身医学」参照）。また、このクリニックのようにホリスティック医学を実践しており、様々な代替療法家がいる場合には、療法家同士の連携が取れるように他の療法の知識を持っていることも大切です。

> **Column**
>
> ❖ **アロマセラピストのつぶやき～心療内科編**
>
> 　心身はつながっていますので、心療内科では体のリラックスがうまくできない患者さんがアロマセラピストの元を訪れます。施術では体に緊張感があるかをよく観察することを心がけ、施術後は患者さん自身が体や香りについてどう感じたかをシェアすることを大切にします。なんとか今の状態を脱出したいと思っている患者さんは、セルフケア意識が一般サロンに訪れる方より高いと感じる場合も少なくありません。できるだけ具体的なケア方法を提示し、小さい変化や努力したところを取り上げて「よかったですね」と伝えることが患者さんにとってのサポートになることがあります。アロマセラピストとの繋がりがストレスを乗り越え自分を変えていく時のソーシャルサポート（社会的支援）になりうるというところは、医療現場でも一般サロンでも変らないアロマセラピストの役割だと感じます。

内科での活動例

看護をする家族のケア、
それが患者さんを支えることになる

　内科では外来・入院の患者さんを対象とした施術を行う例があります。導入の1例として入院患者さんには、本人の希望があり、医師から許可の出ている人に対して15～30分のトリートメントを行います。希望があれば患者さんだけではなく、付き添いの家族にトリートメントをすることもあります。アロマセラピストが病室を訪れるなどの方法で行われます。また、数ヶ月に1度、患者、家族、病院スタッフにアロマテラピーを理解してもらう目的で勉強会を開催するケースもあります。手術後の方やガンの治療中の方などもいらっしゃるので、体位に気をつけて、施術部位は無理をせずにでき

る範囲を行います。

　入院患者さんにとって病院は生活の場所です。体のどこかが痛い、調子が悪いというような医師や看護師に訴えるような問題だけではなく、生活の中で感じる不便さ、不都合などを感じています。痛みを取り除いたり、治療に焦点をおくのではなく、心地よい日常を送るサポートをすることがアロマセラピストの役割です。良い香りや優しいタッチによるリラクセーションや、時には愚痴や世間話を聞くことが心のスペースを空け、気持ちを楽にしてくれます。そして、それが心地よい日常につながり、QOL（クオリティ・オブ・ライフ）を向上させる一助となります。

　手術後の患者さんやガンの患者さんなども施術対象となるので、病態については事前に知っておく必要あり、自分で勉強したり、現場のスタッフに聞くようにします。また、基本的な介護や救命救急の知識も身につけておくと良いでしょう。

　また、患者さんだけではなく看護をしている家族へのトリートメントも有意義です。患者さんが気を使わずに甘えられるのは家族です。その家族が元気で明るくいられる様にケアすることが結果的に患者さんの心を支えることになります。

精神科病棟での実践例

楽しみながらセルフケアを学ぶ
レクリエーションの役割

　病院でのアロマセラピストの役割は、ボディトリートメントをするだけではありません。西八王子病院の精神科病棟（ストレスケア病棟）では、月1度、レクリエーション的な位置づけとして、アロマテラピーの時間を30分程度設けています。こちらの病棟は精神科の中でも症状がそれほど重度ではない方、症状が改善されて他の病棟から移ってきた方が入院生活を送っています。社会へ復帰するためのリハビリ的役割をもった病棟でもあるので、こちらが何かをしてあげるという形ではなく、「患者自身が自分で出来ること」をやりたいという病院スタッフの希望がアロマセラピストに対してあり、精油を使ったクラフトづくりや部分浴、ハンドマッサージなど入院中も使用・実践出来て、なおかつ、退院後もセルフケアに役立てることが楽しくできるプログラムをプランニングし実践しています。

　精油を利用した化粧水やスプレーを作ったり、足浴、セルフマッサージをするなど、レクリエーション的な位置付けで楽しくグループでセルフケアを行う内容になっています。病棟の中心にコミュニティスペースがあり、入院患者さんの中から希望者が自由参加できる形式です。毎回10〜20名の参加があります。

　精神科での活動をする場合にも、やはり対象となる方の疾患についてある程度知識を得ておいたり、言語でのコミュニケーションが難しい方もいるということを知っておくと、戸惑わずに接することが出来ると思います。

● 精神科病棟・患者向けアロマテラピー講座年間計画の例

月	内容	精油
4月	化粧水	ラベンダー
5月	石鹸づくり	ペパーミント
6月	フットバス用バスフィズ	サイプレス
7月	虫除けスプレー	レモングラス
8月	かゆみどめジェル	ティートリー
9月	香り袋	ベルガモット
10月	バスソルト	オレンジ
11月	ハンドクリーム	ゼラニウム
12月	アロマキャンドル	ローズウッド
1月	エアフレッシュナー	ローズマリー
2月	リップクリーム	ラベンダー
3月	練り香	プチグレン

● 計画の留意点

① 簡単で継続可能なもの

できるだけ簡単につくることができて、興味を持ってもらえるもの、入院中も使用できて、退院後も継続可能であることなどを考慮します。

② 季節感を大切にする

外に出る機会も刺激も少ない入院生活ですので、季節感を取り入れ、変化を感じてもらえるようなものを考慮します。

③ 精油の選択

3年目ぐらいから、患者さんの好み、コスト、有効性などを考えて、使用する精油を絞り込みました。そして、患者さんやスタッフの方にも無理なく覚えていただけるように、月にひとつずつ精油を紹介しています。しかし、その香りが気に入らない場合には、他のものを使える自由度を設けています。

> **Column**
>
> ❖ アロマセラピストのつぶやき〜精神科編
>
> 3年目ぐらいから院内にもアロマテラピーが浸透しつつあり、患者さんから回数を増やして欲しいという要望があり、毎週水曜日はアロマハンドマッサージの日に設定され、病院スタッフがセルフマッサージを指導しています。最初は遠慮がちに参加した方でも、精油を使った石鹸づくりに熱中して、完成したものに喜んでいたり、うつ状態で全く表情がなかった方に、実習中に「どうですか？」と声をかけると笑顔になることがあったりすると、日々の入院生活の中で、良い刺激になっているのかなと感じています。

産婦人科での活動例

妊娠出産という大切な時期に、
自分らしくいられるお手伝い

　出産に関しては、病院という場所であっても病気なわけではないので、出産の前後を快適に過ごしてもらうためのサービスとしてアロマセラピストによるケアが導入されており、最近では、陣痛のケアに精油の効果を積極的に取り入れる試みがされています

　病院を利用する妊産婦へのサービスとしてアロマテラピーを導入しているところが多く見られます。1人のクライアントに対して30分程度の施術時間を取り、カウンセリングとトリートメントを

行います。施術を受ける方は医師からの許可を得た人になります。アロマテラピーマッサージを希望しない人には、ハーブティーのプレゼントなど、他のサービスを用意するところもあります。アロマテラピーを行う場所として専用のケアルームで行う場合や、病室で行う場合があります。

　妊婦さんには妊婦さんなりのストレスがあります。それを受けとめ、ありのままで良いと感じてもらえる場や時間を提供することもアロマセラピストの役割です。例えば、同じ病室で数人が生活していると、いろいろな点で人と自分を比較してしまい、落ち込んだり精神的にストレスがかかります。また、流産や死産の場合もあるので、出産後にトリートメントにくる方にたいして、必ずしも〝おめでとう〟と言える状況ではないということも心得ておく必要があります。妊産婦のケアには、その期間に特徴的な生理学や心理状態を知っておく必要があるので、助産師など専門家による勉強会などの機会を積極的につくる必要があります。

> **Column**
> ❖アロマセラピストのつぶやき〜産婦人科編
> 　産婦人科で妊娠出産の場面にたずさわることで、妊娠以前のライフスタイルや、出産後の子育てについても切り離せないこととして関心を持っています。今後は女性のライフスタイル全般に渡って学び、関っていきたいと感じています。

アロマテラピーの有用性・有効性

　事例にも示したように、アロマセラピストが医療現場で活動する場合の例もそれぞれです。また、アロマセラピストはボディトリートメントをするだけではなく、患者さんや病院のスタッフへのアロマテラピー指導を行う場合もあります。特に看護師さんたちはアロマテラピー対する関心が高いため、忙しい中でも、ある程度マニュアル化した使い方を伝えて、必要な時に実践ができればアロマセラピストと看護師間の連携により、より効果的なアロマテラピー実践をすることが可能になるでしょう。介護現場のスタッフに関しても同様のことが言えます。

　医療現場でも多様な利用方法や形態があるのは、多くの療法がある中においてアロマテラピーの特徴的なものといえるでしょう。理由としては、嗅覚という五感に働きかけるものであるということ、精油の植物化学成分が気分に作用するだけではなく具体的に体に作用しているということ、薬と違って楽しみながら使えるということなどの理由が考えられます。それを踏まえて、医療現場で利用する場合の有用性、有効性を以下に示します。

１、香りとタッチのコミュニケーション
ハンドマッサージなどに精油を利用することで、香りやタッチによるリラクセーションが得られることと、患者―医療者、患者―家族の非言語的なコミュニケーションをする道具になります。
２、心と体のリラクセーション
精油の香りが嗅覚をとおして気分などに影響を及ぼし、精油成分が

体に直接働きかけることで体に影響を及ぼします。心と体の両面に同時に働きかけるところから、心の緊張が体を緊張させるストレスを緩和し、QOLの向上に役立つといえます。

3、セルフケアに取り入れやすい

ホリスティック医療の要の考え方に「患者が自ら癒し、治療者は援助する」という項があります。アロマテラピー実践には、マッサージや入浴に利用する方法から化粧品を自分で作成したりすることまで幅がありますので、患者さんが関心を持つ使い方を提示することができれば、広く受け入れてもらうことができます。

4、環境整備

精油には抗菌作用を持つものが数多く存在します。医療現場にアロマテラピーを取り入れたいと思っても、すぐにトリートメントをするなど直接的に患者さんに使うのが躊躇される場合、まず、院内に香りを焚いて空気を清浄する、風邪を予防する、お掃除の時に精油を使ってみるなど精油の芳香と抗菌作用を利用した使い方からはじめることも可能です。したがって、できる範囲から段階を追って導入していくことができます。

5、家族、スタッフのメリット

アロマテラピーを医療現場に取り入れることの大きなメリットは、患者さんだけではなく、家族やそこで働くスタッフも香りを楽しんだり、リラックスする一時をもてるということです。医療現場においても、介護現場においても、ケアする人のためのケアも今後の重要な課題です。

現場によって役割が変化する

　ここまで見ていただいて気づかれたと思いますが、アロマテラピーやアロマセラピストは場面によって役割が変化します。クライアントの症状緩和に主力としての役割を果たす場合もあれば、西洋医学の治療が促進されやすいように補完する役割を果たすこともあります。また、前述の精神科のように作業療法的な役割を果たすこともあります。

　自分が活動する現場や接するクライアントさんの要望に対しては、「自分の技術や資格の範囲で何ができるのか」を考え、クリエイトしていくことがアロマテラピーやアロマセラピストが貢献できる可能性を広げることになるのです。

　そして、時には、ホリスティックな視点からは、「ここでアロマテラピーをする必要性はあるのか」「他の方法のほうが適しているのではないか」ということを考えることも必要なことです。

自分の施術を客観化することの重要性

　本書では、アロマテラピーそのものに関する詳細な説明は省いていますが、アロマセラピストとして、医療や福祉の現場での活動を望んでいたり、それ以外にも、他の療法家と組んで仕事をしたいと考えているならば、自分が行っているアロマテラピーについて、「これは、すごく良いもの」というだけではなく、「何がどう良いのか」「どういったケースに有効なのか」などを、理論的に説明できるようにしたいものです。この能力は、自分の活動の場を見つける場合にも必要ですし、チームでの活動が始まってからのカンファランスにも必要です。

　カンファランスは医師、看護師、薬剤師、鍼灸師、心理療法士、栄養士など、自分以外の専門家が集まって行うもので、クライアントの状態を簡潔に説明する能力も必要となってきます。症例報告用にケースを簡単にまとめることも習慣付けるとよいでしょう(次頁の報告、申送り用フォームサンプル参照)。

　また、自分自身も、他の専門家からの話を理解するためには、ある程度、その領域で何をしているかなどを知っておくと、よりよいコミュニケーションができます。

報告、申送り用フォーム（サンプル）

担当 _____　　　　記述日 _____

クライアント _____

初回施術日 _____

主訴

現行状況	
治療中の疾患・服薬	
既往歴	
代替療法の経験	
家族歴	
クライアントの状況 ・生育歴 ・家族構成 ・社会環境 ・心理、ストレス面 ほか	
所見	
課題	
備考	

●アロマセラピストが医療施設で活動する場合の留意点

1、自分が関る現場についてよく知ること

　どんなスタッフが働いており、業務の流れはどうなっているかなどを知ることは、アロマセラピストが自分の役割を把握したり、忙しい医療現場で邪魔にならないように活動するためには必要なことです。1度にすべてを把握することは困難ですが、スタッフとの人間関係をつくりながら徐々に情報収集していきましょう。

2、スタッフとのコミュニケーションを大切にすること

　人間関係をつくり、情報交換しやすい状況をつくることは、自分が活動しやすい場をつくっていくことになります。また、病院側とアロマセラピスト側のコミュニケーションも大切であると同時に、複数のアロマセラピストがチームで活動している場合には、チーム間の意志の疎通は必須です。

3、病態生理学などそれぞれの現場に必要な知識を身につける

　医療と連携した活動になると、アロマセラピストとして全般的に身につけた知識に加えて、それぞれの分野の病態生理学や薬理学などを学ぶことが活動の自信となります。忙しい現場では疑問点については的確に質問をし、情報を得るためにも、その現場で何がなされているかという基本的な知識を身につけておくことは礼儀でもあります。現場に出てみて足りないと思ったことは講習会に出たり、本で学ぶなどの努力が必要です。

4、アロマセラピストとしての役割をわきまえ、責任を持つ

　医療現場で治療としてアロマテラピーを用いる場合には、実践者は医師になります。アロマセラピストの役割はあくまでも治療行為に抵触しない範囲という自覚を忘れてはいけません。患者さんのリラクセーション、QOLの向上などが目的になります。また、アロマセラピストを受容してくれる医師の多くはアロマセラピストを専門家として信頼してくれますので、プロとしての考えや意見をしっかり持ち、責任ある言動をすることが大切ですし、守秘義務や患者の利益を優先させるなどセラピストとしてのモラルを心得ておきましょう。

〈取材協力・情報提供〉
赤坂溜池クリニック／西八王子病院／
リトルハーバー（久保木み規）

〈参考文献〉
・安珠著『ストレスケアのためのアロマテラピー』（東京堂出版）
・『JAPAN Aromatherapy No.30』
　〜「医療施設におけるアロマセラピストの活動」安珠、久保木み規（日本アロマテラピー協会※現㈳日本アロマ環境協会）
・『HOLISTIC MAGAZINE 2005-2006』
　〜「アロマテラピー」安珠著

3. アロマテラピーの導入プランニング

　近年、日本においてもアロマテラピーは医療、福祉、教育の分野から求められはじめています。それに伴い、アロマセラピストには、それぞれの分野にどのように導入していったらよいのかをプランする能力も必要とされつつあります。

　病院や福祉施設から導入の相談を受けることがありますが、まず、第一に希望する側がアロマテラピーに何を求めているのかを知ることが大切です。それによって、実践を誰が行うのが適当かを考え、コスト面なども考慮した上で提案していく必要があります。ここでは、その現場に適したアロマテラピーの実践方法をプランするにはどういったことに留意する必要があるのかをまとめてみました。

医療現場とアロマテラピー

　前の章でも述べたように、療法としてのアロマテラピーと、療法家としてのアロマセラピストのことは分けて考えます。まず、アロマテラピーとしては（1）に示すように、アロマセラピストではなく、医師や病院のスタッフが実践するケースもありますので、その点をまず整理しておきます。そして、次に、（2）で医療現場への導入を相談された場合の考え方を提示します。

(1) 医師、コ・メディカルスタッフとアロマテラピー

　医療現場でのアロマテラピーといっても、様々な実践の仕方があります。アロマセラピストが担う場合もありますが、医療現場のスタッフがアロマテラピーも行うというケースも考えられます。以下にそれぞれの立場でのアロマテラピーの利用と目的をまとめてみました。それぞれの専門職の中でアロマテラピーを生かしていくという視点からは、医師ならば治療のために精油を使用する、看護師ならば日常の患者さんケア全般に利用することが出来ます。また、作業療法ならそれぞれの手法の中に香りという要素を取り入れて幅を広げることも可能です。工夫次第で精油は様々に利用できます。

　安全かつ有効にアロマテラピーを実践していくためには、精油の取り扱いや保存方法、それぞれの精油の特性を知ることが必要となってきますので、それぞれの専門職の中にアロマテラピーを取り入れる場合には、以下にあげる「Bケアレベル」の知識・技術程度は持つことが望ましいと思われます。

●アロマテラピーの利用目的例

職種	使用目的
医師	患者の治療に利用する
看護師	患者のケア全般に利用する
理学療法士	運動療法、物理療法の中に精油を利用するなど
作業療法士	園芸、手工芸などに香りや精油を利用するなど
助産師	産前産後のケアに利用する
保健師	予防指導、セルフケア指導

●実践のための教育基準

近年、アロマテラピーに関する講座は、さまざまなレベルのものが開かれていますが、看護師、作業療法士、介護福祉士など専門資格を保有している人が、アロマテラピー実践を行う場合に、どれぐらいの知識が必要かということを、本書で独自にレベルを設定し、ガイドラインをまとめてみました。時間に余裕のある方は、Cのようなアロマセラピストの専門教育を受けるのは良いですが、専門職の中でアロマテラピーを生かしたい場合は、A～Bの範囲で学ぶことで応用することができると思われます。

A、マネージメントレベル
　［業務範囲］現場でのアロマテラピー実践プランや精油の物品管理を行う
　［教育レベル］アロマテラピーの基礎知識

B、ケアレベル
　［業務範囲］看護・介護ケアの中で精油が使用できるレベル
　［教育レベル］アロマテラピーの基礎知識、アロマテラピー実習

C、セラピーレベル
　［業務範囲］個人に合わせたアロマセラピーを提供できるレベル
　［教育レベル］Bに加えて、精油の化学、コンサルテーション、フルボディオイルマッサージ

> **アロマテラピーの基礎知識**
> 　1、精油の作用～香りと精油成分が心身に作用するメカニズム
> 　2、アロマテラピー実践上の注意点(禁忌・留意事項、精油の取り扱い)
> 　3、アロマテラピーの実践方法(概論)
> **アロマテラピー実習**
> 　1、アロマテラピーの実践方法(実習)
> 　　　・芳香浴、蒸気吸入、冷温湿布、入浴(部分浴)
> 　　　・オイルマッサージ(部分)
> 　2、精油各論(10種類～30種類　＊現場で使用頻度の高いもの)
> **精油の化学**
> **コンサルテーション**
> **フルボディマッサージ**

(2) 医療現場でのアロマテラピー活用目的

　医療現場での活用目的も、体への使用を伴わない環境整備のレベルから、治療レベルまでの幅が考えられます。治療レベルは医師や専門知識持った者しか行うことは出来ませんが、それぞれのレベルによって、他のスタッフや場合によっては患者さん、そのご家族が行うのが良い場合もあります。

　どういった目的でアロマテラピーを実践したいのかを導入希望者側からよくヒアリングをして、無理なく出来る導入プランを提案することが大切です。

目的＼対象	外来	病棟	在宅
環境整備	・空間に香らせる	・室内清掃 ・リネン類への噴霧 ・空間に香らせる	・室内清掃 ・リネン類への噴霧 ・空間に香らせる
コミュニケーション リラクセーション	・セルフケア指導	・入院生活の 　リフレッシュ	・生活の 　リフレッシュ
マイナートラブルの改善 治療	・トリートメント	・家族のリフレッシュ ・不眠、便秘など日常生活の不調改善	・家族の疲労軽減 ・不眠、便秘など日常生活の不調改善
リハビリ		・リハビリ	・リハビリ

介護・福祉とアロマテラピー

　高齢者介護の現場でもここ数年の間でアロマテラピー導入のニーズが聞かれるようになって来ました。アロマテラピーに関しては医療よりは遅れてのスタートという感がありますので、可能性を探っている段階で、具体化されているところはまだまだ少ないといえます。

　可能性として、被介護者である高齢者だけでなく、介護をしている人へのケアが必要だという声が多く聞かれています。工夫次第でアロマテラピーを有効に活用できる分野であることは間違いないでしょう。

●介護現場でのアロマテラピー活用目的

目的 ＼ 対象	デイケア	入居者	在宅
環境整備	・空間に香らせる	・室内清掃 ・リネン類への噴霧 ・空間に香らせる	・室内清掃 ・リネン類への噴霧 ・空間に香らせる
コミュニケーション リラクセーション	・ハンドマッサージ ・足浴、手浴	・入所生活の 　リフレッシュ	・生活の 　リフレッシュ
マイナートラブルの改善 治療		・家族のリフレッシュ ・日常生活の不調改善	・家族の疲労軽減 ・日常生活の不調改善
リハビリ	・レクリエーション	・リハビリ	・リハビリ

導入プランニング

では、具体的に医療、福祉施設などへのアロマテラピー導入プラン作成～実施までの流れのモデルを以下に示します。

(1) アロマテラピー導入プラン作成

まず、施設の方針として、何を目的としてアロマテラピーを導入するのかをヒアリングして明確にしていきます。導入を希望される側が明確なものを持っている場合もありますが、アロマテラピーについては漠然としたイメージの場合も少なくはありませんので、こちらから提案などをすることも含めて、一緒に作り上げていくつもりで取り組むことが大切です。

例1) 病院（病棟）

「最終的には入院患者さんの一人ひとりに合わせたケアをしたいが、スタッフに余裕がないので、まずは、出来るところから始めたい」という希望があったので、まず、どこからとりかかるかを検討し、入院患者、スタッフの双方が、まず、アロマテラピーに親しむというところから始めることにした。施設側の管理者はアロマテラピーに関心を持っている看護師さんがすることになった。

項目	内容
導入目的	アロマテラピーに親しむ
対象者	入院患者・スタッフ
指導・施術担当	アロマセラピスト（月に一度の訪問）、看護師さん
実施方法	・方法 リラックス用の香り、リフレッシュ用の香りなどのスプレーを作成し、ナースステーションにおいておく。芳香器でナースステーションに香らせる。 ・使用精油、基材 ラベンダー、ペパーミント、精製水、無水エタノール、スプレーボトル
実施期間、頻度	4月1日～6月30日 ＊3ヶ月間この形態で続け、患者さんやスタッフの反応を見る。
実施上の留意点	・スプレーとして低濃度での使用なので、特に問題はない。 ・1週間ごとに新しいものを作り直す。 ・簡単に使い方を書いたものをスプレーを置く場所に張っておく。
期待される効果	患者さん、スタッフのリラックス・リフレッシュ。
評価方法	アンケート作成

このケースの場合、期間を決めて実施し、患者さんやスタッフの反応を見てみます。アンケートなどで感想を聞いてみると、以後のプランをする際に役立つでしょう。

この方法で、最初はボランティアやトライアルで実施し、本格的な導入を考えるということもできます。

例2）クリニック

ホリスティックに実践を行いたいというクリニックで、患者さんのリラクセーション目的に補完的にアロマテラピートリートメントを導入したいという相談を受けた。クリニック内でアロマテラピーを行うと混合診療になるため、同じ建物の別のフロアとトリートメントルームにするような形をとる。アロマセラピストの常駐が難しいため、週に数日をアロマセラピストの担当日とし、他の日は鍼灸やカウンセリングなど、クリニックとして必要と思われる療法が受けられる日という設定にする。

項目	内容
導入目的	患者さんのリラクセーション、補完療法として
対象者	外来患者、一般
指導・施術担当	アロマセラピスト(週に数日曜日を決める)
実施方法	・方法 院長がアロマテラピーに適合している患者と判断した場合に、アロマセラピストにトリートメントを依頼する。全身または、部分のトリートメント、ホームケアの指導などを行う。 ・使用精油、基材 アロマセラピストが持参する
実施期間、頻度	4月1日より実施
実施上の留意点	アロマテラピーは自由診療になるので、クリニック内ではなく別な場所を設ける必要がある。
期待される効果	患者さんのストレスケア、セルフケア意識の向上
評価方法	月に1回、カンファレンスを行う 自律神経の測定、投薬量の変化など

(2) 導入プラン作成の流れ

では、導入プラン作成方法を、流れに沿って見てみましょう。前述の2つの例でお気づきのように、場所によって、条件や形態が違ってきます。入院施設のある病院と、外来患者のみを受け入れるクリニックでは、必要とされることやできることが違ってきます。こ

の流れは、あくまでも雛形として、自分が相談されて施設や場所で無理のない形でできるように応用してください。

1．施設へのアロマテラピー導入目的を明確にする

相談を受けたら、まず、どうしてアロマテラピーをやってみたいと思ったのかを聞いてみましょう。先方は漠然としたイメージで相談されたり、具体的なアイディアを持っていない場合もありますし、逆に、明確に何をしたいというのが決まっている場合があります。決まっている場合には、目的に対してそれがふさわしいかどうかを必要であれば、アドバイスし、決まっていなければ、一緒に考えたり、整理していくことを行います。

その施設にはどんな患者さんが多いのか、また、どんなことで困っていて、何にアロマテラピーが良いと思われたのかなどを聞いてみてもよいでしょう。

2．アロマテラピー管理担当者を決める

話を進めていくことが決まったら、施設側から、どなたか担当になってもらえる方を決めていただきます。大きな施設になると、現場のスタッフでアロマテラピーに関心がある人が選任されるケースが多いですが、個人のクリニックなどですと、院長との直接のやり取りで物事を進めていくようになることが多くなるでしょう。

3．アロマテラピーの実施計画を立てる

目的、そのほかの条件が分かったら、実施計画を立てていきます。以下の実施計画書のサンプルにあるように、目的と対象者、コストなどの条件からできることを考えていきます。アロマセラ

ピスト側で、だいたいのたたき台を作成して、担当の方や施設側に提示をして意見を聞いていくのが、比較的スムーズに進みやすいでしょう。

4．実施に必要なコスト

　アロマテラピーの実践には、材料費、および、人件費が発生し、経費の問題は導入を決める上で重要な要素となりますので、どれぐらい材料費がかかるのかなど、わかりやすく提示することが大切です。例１のように講座の形で行う場合と、例２のように施術を行う場合では、大きく違ってきます。施術の場合には、精油の準備以外にも、環境を整えるためにベッドの購入の必要はあるか、リネン類はどうするのか、精油や基材はクリニック側が持つのか、セラピストが持ち込むのかなども検討する必要があります。

導入プランニング

実施計画書（サンプル）

項目	内容
導入目的	
対象者	外来患者・入院患者・患者家族・スタッフ デイケア・入所者・入所者家族・その他（　　　　）
	個人・グループ
指導・施術担当	医師、看護師、リハビリ担当者、アロマセラピスト、介護スタッフその他
実施方法	・方法／塗布、足浴、手浴、湿布、吸入、芳香浴、講座・ワークショップ、その他 ・使用精油、基材
実施期間、頻度	月　　日〜　　月　　日　　　　＊回／日、週、月
実施上の留意点	・病態への配慮 ・精油・薬物相互作用
期待される効果	
評価方法	

> **Column**
>
> ❖**代替療法と混合診療について**
>
> 　医療機関では、健康保険を使うことができる治療を行っています。その点、アロマテラピーは保険がきかない療法です。保険をつかえるもの(保険診療)と使えないものを同時に同じ場所で行うことを混合診療といいます。混合診療は医療制度上で禁止されています。アロマテラピーが保険の利くものとして認められるためには、科学的なエビデンス(evidence 根拠)が不足しています。しかし、実感レベルでは多くの人が効果を認めていて、病気を直接治すことができなくても、QOL の向上など様々な点で利用価値があると感じています。では、どうやって、医療現場でアロマテラピーを行ったらよいのでしょうか？　ひとつの方法としては、患者さんにサービスとしてお金を取らずにアロマテラピーを提供する。もうひとつは、別な場所をトリートメントルームとして設けて、会計も別にするという方法などがあります。医療現場に関心のあるセラピストは、代替療法を実施する上での医療現場の事情をよく知っておく必要があり、自分の技術と資格でできる範囲を見極めることが大切です。
>
> ＊医療現場の事情を知りたい方は、『統合医療のすすめ』(東京堂出版)などを参照してください。

（例）材料費について説明し、検討してもらうための資料

アロマテラピーで主に使用する材料

1、ボトル…100円～300円

2、エタノール…1本500mlで1000円～1500円

3、精製水…1本500mlで100円ぐらい

4、精油…種類によって違います。

　　　5mlサイズで100滴分　10mlサイズで200滴分

　　　ラベンダー　10mlで2000円程度なので1滴あたり10円

5、マッサージオイル（大量購入すると安くなります）

　　A、ホホバ油　50ml　1680円

　　B、ホホバ油　1000ml　7350円

● 化粧水の場合

品名	1人の分量	単価	10人分	備考
ボトル	1本(50mlサイズ)	100円	1000円／10本	
エタノール	5ml	15円	150円／50ml	1本／500ml
精製水	45ml	10円	100円／450ml	1本／500ml
精油	5滴	50円	500円／50滴	ラベンダーの場合
合計		175円	1750円	

● 石鹸

品名	1人の分量	単価	10人分	備考
はちみつ	5ml		300円	
石鹸素地	50g	80円	800円／500g	
★ドライハーブ	少量		100円	
★精油	5滴	50円	500円／50滴	ラベンダーの場合
合計		130円	1700円	

★は適宜使用。ハーブか精油のいずれかでも作成できます。

● マッサージオイル（50ml）

品名			備考
ホホバオイル	50ml	★370円～1680円	
精油	10滴	500円／50滴	ラベンダーの場合
合計		★870～2180円	

＊50mlでハンドマッサージでしたら20名(回)は使用可能です。
★はホホバオイルをまとめて購入することでコストを下げることができます。

(3) 実施記録

アロマテラピーを実施しての効果を検討したり、トラブル時の対応のために、記録をとることは非常に重要です。以下の項目にしたがって記録できるカルテをあらかじめ準備すると良いでしょう。

1、アロマテラピー実施記録の必須項目
- 使用精油名(学名、＊ブランド、＊ロットNo)、使用量
- 使用基材名、使用量
- 使用方法(施術方法)、使用部位(施術部位)

2、その他の記録項目
目的に対する評価基準や評価方法、現場の状況に適した記録フォーマットを作成し、記録をする。

(4) 精油の管理

精油はアロマテラピー実践上の中核です。酸化や劣化などによって、皮膚のトラブルなどが起こる場合がありますので、思わぬトラブルを防ぐためにも、保存状態の管理をきちんと行います。

1、精油保存、管理の基本
- 酸化を防ぐため、精油のキャップはその都度しっかりしめる
- 直射日光、高温多湿をさける
- 所定の位置に保管する
- 開封日を記録する
- ＊関連する基材も上記に準ずる

2、制作物の管理
精油を使用し作成した制作物は、精油より劣化が早いので、早め

に使い切る
- 制作物の使用期限を理解し、期限切れのものは使用しない
- 制作時に内容(使用精油や基材)、精油濃度、作成日を容器、もしくは、所定の場所に記録しておく

アロマテラピー導入の提案の現状

　アロマテラピーに関する認知度は、年を追うごとにあがっており、アロマテラピーをはじめとした代替療法に関心を持っている医師たちは確実に増えていますが、全体から見たら、一部に過ぎないことを頭に入れておく必要があります。医療制度の問題などから、簡単には取り入れることができないことも理解しておきましょう。

　アロマテラピーを医療機関に勧めたり、アロマセラピストとして活動したいと望む場合には、例えば、近くのクリニックに飛び込みで営業のようなことをしても、受け入れられることは難しいでしょう。しかし、潜在的に関心を持っている医療機関や医師は存在していますので、日頃から準備をして、知識や情報をきちんと整理して持っていれば、相談を受けた時に、その機会を形にすることが可能です。

　もし、自分からどこかを探してアプローチする場合には、医療機関の方向性として、ホリスティック医学や統合医療に関心を持っていそうかどうかを判断する必要があります。その医療機関がすでに、代替療法家を入れている場合には、欠員があるかどうか、そして、自分がセラピストとして信頼されるかどうかにかかってきます。もしも、その医療機関が代替療法を入れるのは、まったくはじめてで

ある場合には、高いプレゼンテーション能力が必要になるでしょう。そして、チームやネットワークを組んでいった時に、どんなメリットがあるのか、ということを理論的に整理し伝えることができなければ、実現させるのは難しくなります。

　また、ホリスティック医療や統合医療、代替療法に関心がある人々との人脈をつくっていくには、それと関連している勉強会や研究会などに、積極的に参加して、情報を集めるところから行っていくことが着実であり、自分自身の関心のありかをはっきりさせることができる方法でもあります。代替療法家と組んで仕事をして行きたいと考えている医師や医療機関にとっても、信頼できる人かどうかを見極める必要がありますので、単に「病院でやってみたい」というだけでは、受け入れることができないのは言うまでもないでしょう。

　アロマセラピストとしての自分自身の役割、スタンスといったものを、しっかりと持っていくことが、異分野、周辺分野の人々と連携して仕事をしていく上で、最も重要であるという認識が必要です。

4. 精油の安全性、薬物相互作用

　アロマテラピーは、精油の使い方を誤らなければ、ヘルスケアに利用できる安全な療法です。基本的な精油の使用方法については、多くの書籍に詳しく紹介されていますし、アロマセラピストの皆さんでしたら既に御存知のことでしょうから、本書で詳しく述べることはしません。ここでは、安全性を確認すべき場面について、もう一度整理し、精油の情報もまとめたいと思います。

　また、ホリスティック・チーム医療のなかでアロマテラピーを実践する場合、一番気になるのは、精油の「病態への影響」と患者さんが服用している「医薬品との相互作用」ではないかと思います。さらに、他の療法と併用してアロマテラピーを受ける場合がありますので、「他の療法との相互作用」も確認しておきたいものです。

精油のマイナスの影響

　精油として生産されているものの中には、少量であっても毒性が強く、アロマテラピーに利用するのにはふさわしくないという精油があります。しかし、そうした精油のほとんどは、一般には入手できないものになりますので、実際は、それほど心配する必要はないと思います。

4 ◆精油の安全性、薬物相互作用

2以下には、通常、アロマテラピーで使用できる精油によっても引き起こされるリスクの可能性についてまとめてみました。それぞれのケースにおいて、充分に留意して施術を行えば、クライアントにメリットのあるアロマテラピーが提供できるでしょう。

各精油の情報は、巻末の精油データ(p.135～)をご参照下さい。

1、アロマテラピーにふさわしくない精油(*4)

強い毒性や発ガン性があるため、使用しないほうが良いと思われる精油。

アーモンドビター、イニュラ、ウインターグリーン、オレガノ(スパニッシュ)、カシア、カラマス、サザンウッド、サッサフラス、サビン、シダーリーフ、シナモン(樹皮)、セーボリー、タンジー、ツーヤ、フェンネルビター、ペニーロイヤル、ヘノポジ、ヘンルーダ、マグワート、マスタード、ワームウッド他

2、皮膚障害

● 接触性皮膚炎

天然精油を適正な濃度に希釈して使用している場合では、めったにおきることはないと思われます。それぞれの精油成分より、どの程度皮膚刺激性が強いかが予測できますので、安全範囲の希釈度で使用するようにします。

● アレルギー反応

人によって、何がアレルゲンになるかは予測が難しいと思われます。化粧品やシャンプーなどのプロダクトに精油成分が含まれていることが多くなってきましたので、施術前にクライアントが

「今までに、化粧品などでアレルギー反応を起こしたことはないか」ということを確かめることで、ある程度のリスクを回避することは可能でしょう。

●光毒性・光感作

柑橘系やアンジェリカの精油に含まれるフロクマリンが原因で引き起こされます。ベルガモットに含まれるベルガプテン、アンジェリカに含まれるアンゲリシンなどがあげられます。柑橘類の精油は香りとして好まれることが多いのですが、使用には注意が必要です。

＊光毒性、光感作はメカニズムの違うものですが、厳密に分かれて記載されているものが少ないと思われます。臨床上は、いずれにしても紫外線に注意を要するということで、同じ項にまとめました。

3、急性毒性

　主に、誤飲などにより、大量の精油を飲んだ場合に引き起こされます。もしくは、神経毒性の強い精油を高濃度で吸入した場合にも起こる可能性があります。誤飲は、なんでも口に入れてしまう乳幼児や子供、ペットなどへの配慮から注意が必要ですが、医療や福祉現場においては、一部の精神疾患や認知症などの患者さんへの配慮としても注意が必要です。保管方法に気をつけることや使用時には必ずアロマセラピストや医療スタッフが立ち会うようにしましょう。

4、慢性毒性

　主に、経口的に精油を使用する場合に注意を要することですが、皮膚への塗布、吸入の場合でも、14日以上、同じものを使い続け

精油中の含有成分と毒性との関係

分類	精油成分とそれを含むハーブ	毒性など
炭化水素	ピネン(サイプレス・ジュニパー) リモネン(レモン) カマズレン(ジャーマンカモミール)	なし
アルコール	ゲラニオール(ローズ) リナロール(ラベンダー) ボルネオール(ローズマリー)テルピネオール(ティートリー) ネロール(ネロリ) メントール(ペパーミント) サンタロール(サンダルウッド) ラバンジュロール(ラバンジン) ネロリドール(ネロリ) シトロネロール(レモンユーカリ) フェニルエチルアルコール(ローズ) スクラレオール(クラリセージ)	なし
フェノールおよび誘導体	チモール(タイム) カルバクロール(タイム) メチルカビコール(バジル) アネトール(フェンネル) オイゲノール(クローブ)	チモール、カルバクロール、オイゲノールは特に注意。メチルカビコール(別名エストラゴール)、アネトールはやや注意
アルデヒド	シトロネラール(レモングラス) シトラール(レモングラス) バニリン(ベンゾイン) シンナミックアルデヒド(シナモン) ペリラアルデヒド(シソ)	やや注意して用いる
ケトン	カンファー(カンファー) ツヨン(セージ) メントン(ペパーミント) カルボン(スペアミント) プレゴン(ペニーロイヤル) ヌートカトン(グレープフルーツ) フェンコン(フレンチラベンダー) ベルベノン(ローズマリー)	カンファー、フェンコン、プレゴン、ツヨンは要注意 その他はなし
エステル	安息香酸メチル(ベンゾイン) 酢酸リナリル(ラベンダー) サリチル酸メチル(バーチ・ウインターグリーン)	サリチル酸メチルはやや注意 その他はなし
クマリン	アンゲリシン(アンジェリカ) ベルガプテン(ベルガモット) クマリン(トンカビーンズ)	光感作に注意
オキシド(酸化物)	シネオール(ユーカリ) ローズオキサイト(ローズ)	シネオールはやや注意 その他はなし

(＊3『ベーシックアロマテラピーの事典』 林真一郎編 東京堂出版より)

ることは避けた方がよいと考えられています。

　＊実際にはアロマテラピーで用いる量では、問題は起きないとされていますが、安全性への最大限の配慮はしたほうが良いでしょう。

配慮すべき対象

1、体質への配慮

　前項でも述べましたが、精油によりアレルギー反応を引き起こす場合がありますので、事前のアレルギー有無の確認は大切です。また、香りの好みには個人差があり、同じ人でも日によって感じ方も変化するので、不快感を与えないような精油の選択も大切です。

2、子供

　精油の使用量は体重に比例します。皮膚の弱さなども考慮し、子供に使用する場合には濃度を低くすることが好ましく、社)日本アロマ環境協会では成人への使用量の1/10～1/2を推奨しています。また、3歳未満の幼児には室内芳香以外の使用方法はしないように指導しています。

3、高齢者

　高齢者の場合、嗅覚が低下していることが多いのですが、皮膚の弱さ、代謝機能の低下などがみられるので、通常の成人よりは濃度を低めに使用するのが安全と思われます。また、何らかの疾病を持っている可能性があるため、個別に配慮する必要があるでしょう。

4、妊婦

初期の 24 週間は精油の使用を避けるというのが一般的な見解です（*2）。それ以降は経過が順調である妊婦であることを確認し施術を行います。通経作用など妊娠中の母体に悪い影響を及ぼす精油をさけること、施術の時間、体位、部位、刺激量などについて充分な配慮が必要です。

●留意すべき対象と精油

状態、対象	留意すべき精油	備考
妊娠中	アンジェリカ、クラリセージ、ジャスミン、ジュニパーベリー、バジル、フェンネルスィート、ペパーミント、マジョラムスィート、ミルラ、ユーカリ、ローズマリー、メリッサ、レモングラス	ケトン類（神経毒性）を含むもの、通経作用、ホルモン様作用（アネトール、シトラール）のあるものなど
授乳中	ペパーミント、ユーカリ、ローズマリー	ケトン類
子供	バジルスィート、フェンネルスィート、ペパーミント、ユーカリ、ローズマリー	ケトン類

病態に対しての配慮

アロマセラピストは治療は行いませんので、医師の指示があったときに、補完的に患者さんへアロマテラピーを施します。その際に、精油による影響、手技による影響などを充分に配慮して対応する必要があります。精油の影響が懸念される疾患については以下が考えられます。

ガン	発ガン性の可能性がある成分を含む精油がいくつかあります。避けるべきものと適切な量を守って使用すべきものを表にまとめます（＊1）。また、悪性腫瘍はエストロゲン依存であるとのことから、エストロゲン様作用のあるものを避けるという見解もあります（＊2）。
癲癇	経口摂取をしない限りは、危険なものはないと考えられています（経口摂取した場合、ローズマリーなどが悪影響を及ぼす可能性があります）。

●病態と留意すべき精油

病態	留意すべき精油	備考
糖尿病	アンジェリカ	
乳腺炎	クラリセージ、サイプレス	
ガン	クラリセージ（ホルモンに起因するガン）、バジルスィート	エストラゴール、サフロールほか
癲癇	フェンネル、ローズマリー	ケトン類
心房細動	ペパーミント	メントール
緑内障	メリッサ、レモングラス	シトラール
腎臓疾患	ジュニパーベリー、ブラックペッパー（多量）	

これら2つの表は本書の巻末にある「精油データ」の情報をまとめました。詳しくは、そちらを参照して下さい。

医薬品と精油の相互作用

1、経皮吸収への影響

①ユーカリとカンファーは、ニコチンの経皮吸収を増大させま

す。
②イランイランとユーカリ、アニスは5-フルオロウラシルの経皮吸収を増大させます。
③ペパーミントはインドメタシンや塩酸モルヒネの経皮吸収を増大させます。

2、血液凝固への影響
①サリチル酸メチルを含む精油（バーチ・ウインターグリーン）は、ヘパリンやワルファリンの血液凝固抑制作用を増強します。
②オイゲノールを含む精油（クローブ、ベイ、シナモン）は、抗血小板作用を増強します。

3、ＭＡＯ（モノアミンオキシターゼ）への影響
ミリスチシンを含む精油（メース、ナツメグ、パセリ）はＭＡＯ阻害作用を有するため、抗うつ剤の作用を増強します。

4、肝解毒酵素への影響
シネオールを大量に含む精油（ユーカリ、ニアウリ）は肝解毒酵素を誘導するため、他の薬物の効果を減弱したり、作用時間を短縮する可能性があります。

5、その他
サルファ剤やチアジド系利尿薬は光線過敏症を生じることがあるため、ベルガモット、レモンなどの光毒性のある精油との併用は注意が必要です（アロマセラピストのためのホリスティック・チー

ム医療研究会第6回「植物療法の最近トピックス＆薬物相互作用」林真一郎による)。

他の代替療法との相互作用

現在のところ、ホメオパシーとの拮抗作用については、述べられている文献があります。それほど、併用することでの弊害が起きるものはないと思われますが、ホリスティック・チーム医療ということで、いくつかの療法を併用して実践するクライアントが増える可能性がある中、留意をする必要がある項目だと思います。

- ●ホメオパシー治療を受けているクライアントに使用しない方が良い精油

  ペパーミント、ユーカリ、タイム他、強い刺激性の芳香を持つ精油は使用を避けたほうがよい。優しくフローラルな香りの精油を用いることは可能(＊2)。

オイルマッサージと精油

アロマテラピーを実践する場合の形態として多いのは、精油をブレンドした植物油でのオイルマッサージでしょう。広く推奨されている1％濃度で使用すれば、ほとんど危険性はないといえますが、ケースバイケースで、精油の使用量と希釈度が適切かを判断できなければ、様々なケースに対処できません。

各精油は使い方次第で、メリットが高くなったり、リスクが高く

4 ◆ 精油の安全性、薬物相互作用

なったりします。メリットが高く、リスクのない使い方をするための判断材料となる要素をピックアップしました。

ここでは、それぞれの使用方法において、どのようなリスクがあるかを整理し、そこから、様々な状態のクライアントに使用する際に、リスクを避けるために応用できる情報を示したいと思います。

1、キャリアオイルにブレンドする精油の総量(滴数)

- オイルマッサージをすると、精油が経皮吸収されます。一度に適用される精油量が多すぎれば弊害がおこりますので、希釈度とともに適用する精油の量を考慮します。
- オイルマッサージ時の皮膚からの精油の吸収率は、4%〜25%であると言われています(＊1)。皮膚は湿度、温度が高いと精油の吸収率が高まります。また、密閉されている場合も吸収率が高まります。前述の吸収率から割り出せば、ブレンドした精油の量が3滴(0.15 ml)だった場合、体内に吸収される可能性のある精油量は、0.000 6ml〜0.0375 ml ということになります。
- オイルマッサージで体内に取り込まれる精油量は、経口摂取の1/10程度であるといわれています(＊1)。また、精油が皮膚を通り抜け毛細血管に達するまでの速度は緩やかであると考えられますので、皮膚から（経皮的に）精油を適用するということは、作用が緩和で安全性の高い方法といえます。

2、精油の希釈度

- 皮膚刺激のある精油は低濃度で利用します。
- 神経系への作用が大きい精油は、低濃度で利用します。オイルマッサージをしている間、精油はクライアントの嗅覚を刺激し、

同時に呼吸とともに気道から肺に吸収されています。神経に働く精油は嗅覚刺激、吸入などにより作用が速く出ますので、濃度を高くすると、気分が悪くなるなどの弊害がでる可能性があります。

上記の情報を踏まえて、クライアントにメリットのある施術を提供できるかを検討し、実施する際には、リスクがなく適切な量と希釈度で行います。

精油の安全性の考え方〜リスクとハザード〜

　精油の安全性を考える上で、参考になるのが、近年、食の安全性を検討する上で使われているリスク評価の方法です。まず、「リスク」と「ハザード」の違いを理解する必要があります。「ハザード」とは人体に悪影響を及ぼす可能性のある物質や状態のことをさします。そして、「リスク」とはそれが体に取り込まれた場合に悪影響が生じる確率と程度のことをさします。

　例えば、食品の中でいえば「塩」もハザードのひとつです。そして、摂取量によって人体に害を及ぼすリスクの確率が違ってくると考えます。「塩」を適正量摂取することは体にとって必要なことですが、取りすぎると体に悪影響を及ぼします。

　精油においても、個々の化学成分はハザードだといえるでしょう。利用する場合の濃度と使用方法（原液で使うか、基材を何にするかなど）によっても、リスクの度合いが違ってくることになります。

　そして、精油の場合、リスクの種類を分けていくと、前項にあげ

たような「皮膚障害」「急性・慢性毒性」「子供・高齢者・妊婦」「各病態への影響」「医薬品との相互作用」などが考えられます。食品添加物の評価をする場合には、動物実験などを行い科学的に安全な使用量の限界を割り出していますが、精油に関しては特に、厳密な実験がなされておらず、経験的、伝承的な範囲での情報にとどまっています。また、香料としての研究から安全性が確かめられているものもありますので、そこからある程度精油の安全性を推測することも出来ます。

＊1　ロバート・ティスランド／トニー・バラシュ著　『精油の安全性ガイド　上巻・下巻』フレグランスジャーナル社
＊2　ジェーン・バックル著　『クリニカル・アロマテラピー　─よりよい看護をめざして』
＊3　林真一郎編『ベーシック　アロマテラピーの事典』東京堂出版
＊4　社)日本アロマ環境協会　アロマテラピーアドバイザー・テキスト
＊5　スー・クラーク著『アロマテラピー・精油の中の分子の素顔』じほう

5. 安全なトリートメント提供のための考え方と留意点

　現場でアロマセラピストが行う行為の安全性を考える場合、「精油」「コンサルテーション(カウンセリング)」「マッサージ」「マッサージ以外のテクニック(湿布、入浴、吸入など)」の各々を考える必要がありますが、ホリスティック・チーム医療では、患者のリラクセーションやストレスケアに対するニーズがあるので、タッチングを伴うオイルマッサージが最も求められる方法です。ここでは、オイルマッサージの禁忌・留意点について検討したいと思います。

疾患を持つ人に対するアロマテラピートリートメントの基本的な考え方

1、自分の立場を把握する

　医師は病気を治療することを求められ、その権限も持っています。代替療法家が病気の治療をすることは認められていないのは自明のことです。その代わり、治療の補完や疾病の予防、回復期のサポート、QOLの向上など、ケースバイケースで幅広いスタンスを取ることができます。

　患者の状態を把握し、「どう関わるのが適切なのか」、ホリスティ

ック・チーム医療の一員として「どんな役割が求められているのか」をしっかりと見極めることが大切です。

2、アロマテラピートリートメントのリスクとメリットを判断する力

日本におけるアロマセラピストの教育では、対象は健康な人に限られており、疾患をもつ人への対応には、あまり言及されていません。しかし、疾患を持つ人へも安全なトリートメントを提供できる可能性があります。アロマセラピストは、留意すれば(施術部位、時間、体位などに注意すれば)メリットのある施術が可能なのかを判断する必要があります。

そのためには、前章の精油と医薬品の相互作用と、トリートメントの手技の影響力と患者さんの病態をきちんと把握しておく必要があります。

一般的なオイルマッサージの禁忌事項

1、禁忌症

- 法定伝染病
  (コレラ、赤痢、腸チフス、パラチフス、痘瘡、発疹チフス、ジフテリア、流行性髄膜炎、ペスト、日本脳炎、しょうこう熱)
- 病的産物や病原菌を拡大する恐れのある疾患
  (伝染性化膿性疾患、蛇毒、昆虫毒など)
- 急性炎症性疾患
  (急性関節リウマチ、急性関節炎、急性脳脊髄疾患、骨折、脱臼、創傷の初期)
- 安静を要する内科重症疾患

(結核、梅毒、淋病、ガン、白血病、潰瘍、心臓疾患、腎臓疾患、肺疾患、喀血や吐血の直後など)
- 血管に病変のある場合(動脈瘤、静脈血栓、動脈硬化症など)
- 出血性疾患(血友病、紫斑病、壊血病、重症肝臓病、黄疸など)
- 腹部の炎症(急性虫垂炎、腹膜炎、胃潰瘍、腸炎など)
- 伝染性の皮膚病(湿疹、寄生虫による皮膚病)

2、禁忌すべき部位

- 炎症のはなはだしい部位(発赤、疼痛、熱感、腫脹)
- 化膿や伝染病の恐れのある部位
- 皮膚に損傷のある部位
- 出血しやすい部位
- 悪性の腫瘍がある部位
- 妊婦の腹部、腰部

3、禁忌すべき場合

- 疲労、衰弱がはなはだしい場合
- 心臓や肺などの重い疾患で、脈が弱く速い場合(100／分)
- 38度以上の高熱がある場合
- 絶対安静を要する患者の場合
- 出血しやすい病気や状態にあるとき
- 悪性伝染病の疑いがある場合
- 皮膚に炎症や広範囲の疾患がある場合

オイルマッサージの物理的効果と留意点
（精油や植物油の効果・リスクは除く）

　ホリスティック・チーム医療の中でアロマセラピストが最も多く実践するのが、精油を使ったオイルマッサージです。オイルマッサージは以下に示すような体への影響を及ぼします。それは体に対するプラスの効果ですが、効果があるゆえに、行う程度やクライアントの状態に合わせて留意する必要があります。

　　1、皮膚…触覚を刺激し心地よさを与える
　　　　　↔圧のかけすぎや、摩擦などの刺激

　オイルマッサージは、皮膚の感覚器官を刺激して、心地よさを与えます。しかし、圧のかけ方が相手の感受性にあっていなかった場合、くすぐったい、強すぎるなど、不快感を与える場合がありますので、留意したいところです。

　また、外傷があったり、アトピーなどで皮膚のバリアが弱っている場合には、その部位を避けるなどの工夫が必要です。年齢的には子供や高齢者は皮膚がデリケートな場合がありますので、通常の成人を行うよりも留意が必要でしょう。

● 留意すべき対象：皮膚疾患、皮膚の弱い人、外傷、子供、高齢者

　　2、血液、リンパ液の循環が促進される
　　　　　↔血流が増えることによるリスク　心臓への負担、血管への負担
　　　　　↔リンパ液の循環がよくなることによるリスク　血流増大、リンパ節への負担。疾病が体内に拡大する危険性

　オイルマッサージをすると浅い層の組織が刺激されて、血流やリ

ンパ液の流れに影響が出ます。体の水分の滞りが改善されますが、一方で体の状態によっては、それが負担につながる場合もあります。アロマテラピーのオイルマッサージの場合、求心的なものがほとんどですので、心臓のほうに戻すような手技が主になり、心臓への負担が大きくなると考えられます。伏臥位での施術も多いと思いますので、心臓疾患のある方、動脈硬化がある方などには留意が必要です。そのアロマテラピートリートメントのメリットが大きいと考えられ実践する場合には、体に負担がかからないように、施術部位と施術時間、施術の際の体位を考える必要があります。

　また、リンパ液の循環を促し、体内のゴミ処理場でもあるリンパ節を刺激しますので、ガンの方やリンパ節を切除している方には留意が必要です。

●留意すべき対象：循環器系疾患(血管、心臓などに関る)、感染症、ガン、リンパ節の疾病(リンパ節炎など)、手術でリンパ節が切除されている場合(乳房切除)

3、知覚神経の刺激、反射作用

　　↔消化器系への反射。手技により機能が鎮静化したり、亢進したりする

　●留意すべき対象：食事の直前、直後

　　↔子宮への反射。子宮筋の収縮、ホルモンバランスへの影響など

　●留意すべき対象：月経前、月経中、妊婦

　　↔中枢神経系への反射：脳神経の興奮や鎮静

　●留意すべき対象：てんかん、精神障害、集中力を要する場合

　　　　など

　　4、筋肉の硬直を緩和する
　　　　↔筋繊維の損傷：こりをほぐすために圧をかけすぎた場合

ホリスティック・チーム医療における
アロマテラピートリートメントの禁忌・留意点

　ホリスティック・チーム医療においても、アロマセラピストの役割はあくまでも治療行為に抵触しない範囲という自覚を忘れてはいけません。患者さんのリラクセーション、QOLの向上などが目的になります。アロマセラピストはその範囲内での専門家として、プロとしての考えや意見をしっかり持ち、責任ある判断をしましょう。

　基本的には、「2、一般的なオイルマッサージの禁忌事項」を守ります。また、診療科により、留意点が異なってきます。自分が接する患者さんの状態をしっかりと理解し、判断できる力を身につけましょう。

　心療内科・精神科などは、心身のリラクセーションとしてアロマテラピートリートメントが最も求められる分野です。患者さんは心身ともに疲労しており、強い薬を飲んでいる可能性もありますので、病状や投薬についてよく確認をし、施術部位や施術時間を無理のない範囲で行います。

　精油は神経系に対して鎮静作用や興奮作用を持っていますので、抗うつ剤や抗不安剤などとの相互作用を確認しておきます。前章の薬物相互作用や、次章を参考にしてください。

内科の領域では、生活習慣病患者のリラクセーションやガン患者さんの緩和ケアとして、婦人科では更年期症状のケアなどにアロマテラピーが求められます。慢性疾患の入院患者さんの気分転換などにも利用されるでしょう。
　やはり、病状と服用している薬を把握して、施術部位、時間を判断します。心療内科と違い、器質的な疾患がある状態ですので、全身マッサージを行うよりは、部分で行うのが安全でしょう。入院中の患者さんの場合、手術を受ける人もいると思いますので、オイルマッサージをしても良い状態かどうかを医師に確認をする必要があるでしょう。回復期にアロマテラピーを希望した場合には、マッサージ以外の芳香浴など、リラクセーション効果のある他の方法を検討してもよいでしょう。

　トリートメント上の禁忌事項、留意点、さらに、前章の精油の安全性と危険性を踏まえ、アロマセラピストという専門の立場からの判断力をつけましょう。そのためにはバックグラウンドとして、「教育基準」(p.12参照)にあげたものを学ぶ努力も必要であると思われます。
　そして、ホリスティック・チーム医療の場合、きちんとチームのコーディネーターである医師にアロマテラピーの専門の立場としての見解を伝えることが大切です。

〈参考文献〉
・シャーリー・プライス他著『プロフェッショナルのためのアロマテラピー』フレグランスジャーナル社

・ジェーン・バックル著『クリニカル・アロマテラピー〜よりよい看護をめざして』フレグランスジャーナル社

6. アロマセラピストのためのストレス学・心身医学
——心療内科領域でのアロマテラピー実践例

ホリスティック・チーム医療内での活動の留意点

1、アロマセラピストに必要不可欠なストレス学、心身医学

　アロマセラピストのもとを訪れるクライアントは、多かれ少なかれ、何らかのストレスを抱えているといっても過言ではありません。ストレスの大小、本人の抗ストレス力の強弱により、いくつかのストレス症状を呈しています。イライラや落ち込みなど、心の状態に症状が出やすい人もいれば、肩こり、消化器系の不調、頭痛など体に症状が出やすいという人もいます。アロマセラピストがストレス学的な視点を持っていることは、クライアントの状態を的確に把握するため非常に役に立ちます。

　また、ストレスが過度になって個人のキャパシティを越えてしまうと、それは、心身症や神経症、うつ病など、ストレス性の疾患につながっていきます。ストレスがどのように病気につながってくのかを知ることは、予防的な視点を持つ上でも重要ですし、実際に心療内科の領域で活動するために必要な知識です。

　また、医療現場や医療とのネットワークにおいて、アロマセラピストの役割は直接的な治療行為ではなく、クライアントの心身の癒しであったり心身のバランスをとるサポートにあります。また、

QOL（クオリティ・オブ・ライフ）向上に貢献する部分もあるでしょう。クライアントの心と体のつながりを知っておくことや心療内科領域でアロマセラピストに必要なことを知っておくことは、緩和ケアや出産の場面、内科的な現場においても応用できることになります。

> ●**心身症と同様に、心身医学的アプローチが必要な場合**
> 1. ICU、CCU、RCU などの場でみられる精神症状ないし心理反応
> 2. 慢性呼吸器疾患、慢性肝炎、慢性膵炎、慢性腎炎（人工透析）など、慢性疾患の経過中にみられる心身症的反応
> 3. 外科、整形外科、内科、小児科、産婦人科など、各科におけるリハビリテーションの心身医学的側面
> 4. 手術前後（麻酔を含む）の心身医学的側面
> 5. 分娩および分娩前後の心身医学的側面（無痛分娩を含む）
> 6. 災害（外傷性）神経症、災害癖（事故多発者）、職業性頸肩腕症候群、振動病、過労死など
> 7. 各種難病（膠原病、神経疾患、その他を含む厚生労働省特定疾患など）、心身障害者（児）、AIDS などの特定感染症
> 8. ガン、悪性腫瘍患者に対する医療、ケア
> 9. 慢性疼痛の管理や処置
> 10. 老年期の医療、ターミナル・ケア
> 11. 臓器移植
> 12. 人工臓器、代用臓器使用者
> 13. 科学技術の進歩によるストレス性障害
> 14. 心身症の周辺領域
> 　軽症うつ病、仮面うつ病、心身症状を訴える神経症、境界例、身体病をもつ人格障害、詐病、虚偽性障害
> 　医原性疾患：医師の検査、言動に基づき、患者の自己暗示による
> 　問題行動や習癖：登校拒否、家庭内暴力、学校内暴力、抜毛癖、拒食（ミルク嫌いも含む）など

（『新 心身医学入門』筒井末春・中野弘一著　南山堂）

2、患者さんに「アロマテラピー」の考え方をきちんと伝える

　アロマテラピーを含む、代替療法の多くは、病気やその原因を攻撃するのではなく、患者さん自身の自然治癒力を高めるものです。また、ホリスティック医学の考え方においては定義にあったように、病気を癒す中心は患者さん自身であり、セラピストや治療者はそのサポートをする役割です。しかし、西洋医学の広がっている社会においては、患者さんは、「精油＝薬」「セラピスト＝医者」という考え方を持っている場合があります。アロマセラピストは、精油は薬と違うということ、個人によって効果の現れ方が違うこと、また、精油の作用特性は自分の症状に合っていても香りが嫌いだったら無理に使用する必要はなく、患者さん自身が選択したり拒否したりしてもよいということを理解してもらうことが大切です。

　また、アロマテラピーはどういう位置づけで実践されるものか、の理解を得ることも大切です。西洋医学の治療に替わるものではなく、心身ともにリラックスすることで西洋医学の治療効果を高めるなど補完的なものであるというを理解してもらうなどが必要です。

　患者さんが即効性を求めたり、何か魔法のように効くものがあるという期待感を持っていることも否めません。しかし、例えば「不眠に効くのはこれです」と精油を出したら、考え方の枠組みは従来の医学と変わらなくなります。従来の医学に対する「もう一つの選択肢」（オルタナティヴ）であるということがアロマテラピーの存在価値であるということを、自分も再認識し、患者さんには少しづつ、「アロマテラピーは自分の中にある治癒力を引き出すものであること」「効果には個人差があること」「アロマセラピストは患者さんをサポートする者」であることを理解してもらうことが大切なのです。

同時にそれは、アロマセラピストとしてのスタンスを自覚することにもなります。このスタンスは、対象が患者さんであれ、健康な人であれ、代替療法家として変わることはないと思います。

　例えば、精油選択についても、理解が進んでくると患者さんの中に変化が出てきます。数ある精油の中から、アロマセラピストはいくつかに絞って提示します。しかし、最終決定は患者さん自身がするということに、初めは遠慮がちだった人も、回を重ねるうちに、だんだんと自分の主張が出来るようになってきます。こうした自主性や感覚を養うことも代替療法家としての大切な役割になります。

3、自分がいる現場の知識を自主的に身につける

　また、代替療法は西洋医学を否定するものではありません。それぞれの相互理解のもと、患者さんに必要なものを提供していくというのがホリスティック医学の考え方です。ホリスティック医学実践の現場では、医師をはじめとして他の療法家の方とカンファレンスをしたり情報交換をする機会があります。「自分の専門がどこに役立つのか？」ということを探るには、とても良い環境です。しかし、他の療法や西洋医学ではどのようなことをしているかという基礎知識をもっていないと、良いコミュニケーションは出来ません。現場では時間に余裕があるわけではなく、皆が忙しい中、時間を縫ってカンファレンスをしたり情報交換をするので、なおさら基本的なことは身につけておきたいものです。

　前述したストレス学、心身医学の知識以外には、自分が産婦人科を担当するなら妊婦さんの状態やその領域の病態生理学や検査、診断方法、処方される薬の知識も知っていると戸惑わずに仕事ができ

ます。また、他の代替療法家と仕事をすることがありますので、それぞれについて知っておくことも必要です。

　以下では、ホリスティック医学実践の場面でアロマセラピストが活動上、知っておくと役立つストレス学、心身医学など心療内科領域で必要な知識と代替療法の知識について紹介したいと思います。

　あとは、自分が活動する現場に合わせて、何を学んだらよいのかを、これを参考に考えていただけるとよいでしょう。

●医療現場で活動する上で、自主的に学んでおくと役立つこと

1、活動現場の根底にある考え方を知る
　　（西洋医学、ホリスティック医学、統合医療など）
2、活動現場の専門知識・専門用語を知る
　　・病態生理→患者さんの状態を把握できる程度
　　・西洋医学的な検査や治療法
　　・処方される薬（薬の種類と具体名）
3、一緒に働くスタッフについて
　　・他の代替療法の知識など
4、精油や施術の禁忌事項
　　・活動現場で接する患者さんがもつ疾患などに悪影響を及ぼす
　　　精油などをあらかじめチェックして除いておく

アロマセラピストのためのストレス学

1、「ストレス」という言葉のはじまり

　ストレスという言葉はラテン語から派生したもので、意味は「抑圧」「困難」「苦悩」など、つらい状況を表すものでした。16〜17世紀頃には物理学や工学の分野で使われ、一般化してきました。ある物体に外から力をかけると、物体の中にひずみが生じます。それを「ストレイン（ひずみ）が生じる」と使われるようになりました。

　医学の領域に「ストレス」という言葉が登場したのは諸説あり、1910年ごろといわれていますが、まだ医学的にきちんと定義付されていたわけではありません。ユダヤ系のビジネスマンの間に狭心症が多い事についての研究がなされ、彼らの成功の陰に激しい競争があり、それが心臓の組織にストレスを加えつづけているためであると報告されています。

　1920年代にはアメリカの生理学者、ウォルター・キャノンが生物の体の内部環境を一定に保つシステムについて研究していました。これを「ホメオスタシス（恒常性）」といいます。人間についていえば、冬でも夏でも体温を一定に保ったり、血糖をはじめ、体液中の様々な物質の濃度（ナトリウム、カリウム、カルシウム）などを一定の状態に保とうとするシステムを持っています。一定に保つといっても固定されているものを示すわけではなく、刺激に対して不安定に変化しながらも調整が行われる状態を指しています。例えば、驚くような出来事が起こったときに、体は何も変化しないのではなく、刺激に反応し、心臓はドキドキし、呼吸が荒くなります。そして、体の調整システムが働き、時間がたてば徐々にもとに戻ってきます。

キャノンはこのホメオスタシスを持つことによって「異なった環境条件下でも自由に行動出来るようになった。目的の場所に移動し、人と会い、話をし、食事をとる。絵を描き、音楽を楽しむ。研究をし、物を作り、人を愛す。こうした人間らしさ、自由な解放を得ることが出来るようになった」と述べています。そして、1929年の世界大恐慌の頃にキャノンが著した『からだの知恵』("Wisdom of the Body" Walter. B. Cannon)には、人体の恒常性維持と同じようなシステムが社会に働いており、これは、人間が自由と解放を得るために進化して来た結果、生まれてきたものであると記述しています。

　キャノンの研究は心と体の関係を生理学的に研究する糸口をつくりました。「緊急反応説」は、ストレスによる身体反応に交感神経と副腎系(抗ストレスホルモンを分泌する器官)が関与していることが述べられています。それは、動物として、自分の体を守るための闘争-逃走反応(fight or flight)と名づけられました。犬に吠えられた猫を観察して、脈拍の増加、筋肉内の血管拡張、気道の拡張、血糖の増加、瞳孔の拡大などの反応が見られました。これは、体内に酸素を大量に送り込み、筋肉をスタンバイ状態にし、視覚からの情報をたくさん取り込み、瞬時の判断力を高めるといった、闘う態勢、または、危険を判断して逃げる態勢をつくっていることになります。人間も動物の一種ですから、外から刺激が加わった時に体は同じように反応しているのです。

2、セリエによる「ストレス学説」

　1930年代には、「ストレス学説」の提唱者となったハンス・セリエが登場します。寒冷、騒音、毒物、薬物、痛み、出血、不安、怒

り、抑うつなど物理的な刺激であれ、精神的な刺激であれ、どんな刺激でも、それにさらされた時に、共通して一連の生体反応が起きることを発見しました。この生体反応をストレスと呼び、防衛的、適応的な意味をもつと考えました。体を守り、環境に適応しようとする反応を「全身適応症候群」と名づけました。

1936年にセリエの初論文がイギリスの『ネイチャー』誌に掲載されたのが「ストレス学説」始まりでした。「ラットに外的な悪性の刺激を与えると、一定パターンの身体変化(主としてホルモンの変化)を起こす」という事実を発表しました。その身体的変化とは、「副腎皮質の膨張」「全身のリンパ腺、胸腺の萎縮」「胃・十二指腸の出血性潰瘍」の3つです。外からの有害な刺激により、内分泌系、免疫系が一気に酷使され、自律神経系が混乱した痕跡と見られます。

ストレス研究は20世紀に始まったばかりといえますが、時代の要請もあり、医学や心理学、社会学などの分野で研究が続けられています。社会状況を見てもストレスがピークに来ていると思われる現代では、早急なストレス対処の提示が求められています。

3、ストレス刺激とストレス反応

セリエの定義では、ストレスの原因となるものを「ストレッサー」(ストレス刺激)と呼び、それに対する「心身の変化」のことを「ストレス」(ストレス反応)と呼んでいます。

例えば、仕事の失敗があったとします。「失敗したこと」という事実は「ストレス刺激」です。それを受けとめる自分がどんな受け止め方をするかでストレス反応が変わってきます。失敗を気にして数日引きずったとすると、食事も喉を通らず、夜も眠れず、体も心

も疲労困憊してしまいます。しかし、「失敗は成功のもと」と気分を切り換えられる性格だったら、一時的なストレス反応があるだけで、あとは、ちょっとお酒を飲んで嫌な気分を晴らしたら、疲労を残すことなく新しくスタート出来る心身の状態にリセットできます。

このように、「ストレス刺激」×「受けとめる人の感受性や適応力」=「ストレス反応」という式が成り立つわけです。ストレス刺激の量や頻度がどれぐらいか、受けとめる人の性格や健康状態、援助者がいるか、精神状態はどうかなど様々な条件によって、ストレス反応の出かたは違ってくるということです。同じストレス刺激をうけても、体調が悪かったらとても重く響いてしまう時もあるし、元気に乗りきれることもあります。また、同じストレッサーでも、楽観的な人と悲観的な人では性格によって受け止め方が違ってきますのでストレス反応も違ってくるものです。

4、最適なストレスとは？

ストレスと聞くと、悪いイメージが先行しますが、実はストレスに良い・悪いという評価はありません。毎日、活動していればたくさんの刺激をうけます。それはやる気を起こさせるもとでもあります。ストレス研究の先駆けであるセリエ博士も「ストレスは人生のスパイス」と言っています。営業目標に向けてがんばったり、原稿の締切りに向けてがんばるのは、「目標」や「締切り」という刺激があるからです。心身ともに充実していれば、それは良い刺激となりますが、ちょっと、疲れているときはプレッシャーと感じることでしょう。ストレス刺激に対して、受けとめる人がうまく適応できているときは、ストレスレベルが適当といえます。ある行動を起こ

す時には、全く刺激がない状態よりもある程度のストレス刺激があった方が良い場合は日常にはたくさんあります。強すぎるストレスレベルが続くと、疲労感が出現し、疾患へとつながって行きますが、最適なレベルであれば、適度なテンションを保つことができ、何かを達成することができるというわけです。

5、ストレスが体と心に及ぼす影響
長引くストレスが心身に影響を及ぼす

　ストレス刺激が適度であれば、一瞬体は「闘うか逃げるか」の反応を起こし、脈が速くなったり、呼吸が速くなったりしますが、時間がたてばホメオスタシスのシステムが働いて、もとの脈拍や呼吸数に戻っていきます。しかし、自分自身が受け止めきれないストレス刺激を受けていたり、弱いストレス刺激でも長期間に渡り受け続けたら、心身ともにオーバーロードして故障し、病気につながっていきます。

　現代社会のストレスの特徴は、人間関係や社会不安など心理的なものが多いために、長期間にわたり続くということです。ストレス反応の経過は、次頁の図に示すように、ストレス刺激が加わってから「警告期」「抵抗期」「疲弊期」という過程を経ることがわかっています。外から刺激が加わった時に、体が警告のサインを発するのが「警告期」です。なんとなく疲れたり、体調がすぐれない、イライラしてミスが多くなるなどの変化が起きてきます。次に、ストレスに対しての抵抗や反発が起こるのが「抵抗期」です。疲労感が興奮に変わることがあったり、逆に脱力状態に陥ることもあります。血圧や血糖値が変化したり、心臓や胃に異常が現れ、仕事を抱え込

●適応反応の図

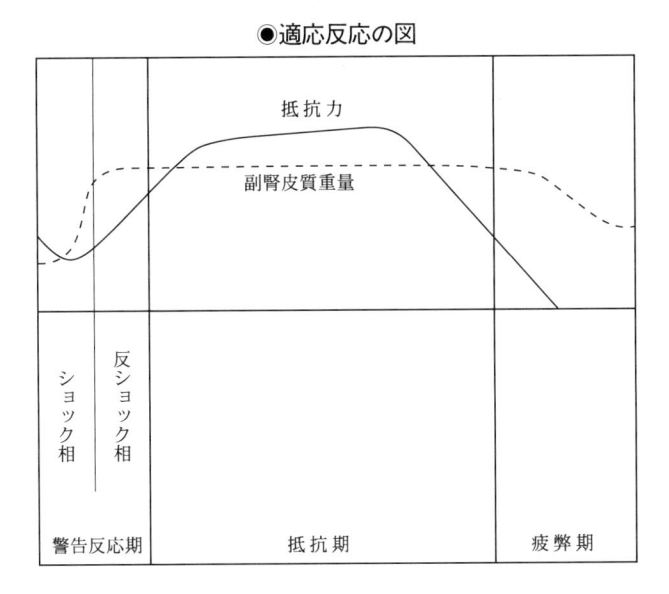

```
            抵抗力
        ┌──────────┐
        │ 副腎皮質重量 │
        └──────────┘
```

ショック相	反ショック相		
警告反応期		抵抗期	疲弊期

み、休まなくなったりします。そして、そのままストレス刺激のオーバーロード状態が続くと、抵抗力が使い果たされ「疲弊期」に突入してしまいます。集中力がなくなり、踏ん張りもきかなくなり、心身症や神経症などの病気につながっていくのです。

6、体と心の発するSOS

　最適なストレスレベルを超えて、許容範囲以上になった時、体や心にはSOSのサインが現れてきます。ストレスが慢性的になるとサインにも気づかないほど鈍感になってしまうことがありますので注意したいところです。ストレスが限度を超えた時、体や心はどんなサインを現すのでしょうか？　「精神面」「身体面」そして「行動面」に変化が現れてきます。

精神面の変化としては、情緒不安定、イライラ、不機嫌、落ち込みなどが現れ、気力や集中力が低下しますので、仕事も家事もはかどらなくなってしまいます。ひどくなると不安感や妄想、幻覚などが現れることもあります。身体面では体がだるく疲れやすい、頭痛、動悸、めまい、呼吸困難、肩こりなどが現れ、食欲不振、胸やけ、吐き気、腹部膨満感、便秘、下痢などが起こることもあります。また、ストレスが高まると普段と違う行動をとることがあります。タバコやアルコールの量が増える、ドカ食いする、買い物をしまくるなど。進行すると会社に遅刻をしたり、休んだり、家に閉じこもってしまう人もいます。攻撃的、暴力的な言動に出る場合もあります。

●ストレス反応の例
身体的反応
　肩こり、疲労感、食欲不振、不眠
心理的反応
　不安感、怒り、緊張、抑うつ、集中力がない、やる気が起きない
行動面
　人に会いたくない、電話に出たくないなど

7、なぜ、ストレスが病気につながるのか？

様々なストレス刺激があり、受け取る側の状態でストレス反応が起こることは説明してきました。では、なぜストレス刺激が体や心の病気につながるのでしょうか？

まず、人間の脳の構造を考えてみたいと思います。人間の脳は一番外側に、情報を処理する、考える、判断をする高性能なコンピュータのような「大脳新皮質」があります。その奥に動物的な本能を

司る「大脳辺縁系」があります。そのすぐ下に、生命維持のために働く「視床下部」があり、自律神経系、内分泌系、免疫系を支配しています。

　視床下部がコントロールしている自律神経は「交感神経」と「副交感神経」に分かれており、交感神経が車のアクセルのような働きを、副交感神経はブレーキのような役割をしています。がんばって何かをしようとする時や闘う時には交感神経が働き、食事をしたり睡眠をとったりする時には副交感神経が働きます。交感神経が働いたままの状態では、胃液がうまく分泌されなかったり、睡眠に必要なホルモンが分泌されなかったりするのです。

　ストレス刺激が加わると、まず、高性能なコンピュータである「大脳新皮質」や動物的な「大脳辺縁系」が「この刺激は自分にとって有害か無害か？」を情報処理し感じとり、その情報がすぐ下の「視床下部」へと伝わります。大脳で有害と判断された情報をキャッチした視床下部は「緊急事態！　闘うか、逃げる準備をせよ！」という命令を自律神経系や内分泌系を司る脳下垂体へと送ります。アクセルが働き、体は闘うために酸素をたくさん取り入れようと脈や呼吸が速くなり、判断力を向上させるために血液を脳にたくさん送りこみます。したがって、消化器系や手足の抹消血管は収縮します。筋肉も硬直し緊張状態をつくりあげます。副腎からはストレスに対抗するためのホルモンが分泌されはじめます。このストレス反応は人間にとっては、その場に応じた適切な反応です。

　しかし、ストレス刺激が長引いたり、強すぎたりすることで、反応が正常な範囲内で止まらずに乱れてしまうことが病気につながっていくのです。

アロマセラピストのための心身医学入門

1、心身医学とは？

心身医学とは患者を身体面だけでなく、心理面、社会面をも含めて総合的、統合的に見ていこうとする医学です。従来の病気中心の医学から患者中心の医学を目指すものです。ホリスティック医学の考え方に重なる部分が多くみられます。

2、心療内科とは

心療内科は心身医学に基づいた診断治療を行っている診療科です。心の問題が原因で体に病気が起きる心身症を中心に扱い、神経症、うつ病などのストレス性の精神の障害もみて行きます。心療内科で取り扱うことが多い心身症は、摂食障害（神経性食欲不振症、神経性過食症）、気管支喘息、消化性潰瘍、過敏性腸症候群、過換気症候群、緊張性頭痛、偏頭痛、本態性高血圧、慢性関節リウマチなどです。統合失調症や重いうつ病などは、精神科の領域に入り、基本的には心療内科では扱いません。

心療内科はストレス関連の身体疾患を扱い、精神科はストレス関連の心の病を扱うと考えてよいでしょう。(p.88 の「LCD-10」表を参照) ただ、精神科で扱われる疾患の一部を取り扱うことも少なくありません。

3、ストレスが原因で起こる病気

ストレスが過剰で起こる病気としては「心身症」「神経症」「うつ病」があげられます。「心身症」とは心のストレスが体の病気とな

って現れるもの、「神経症」とはノイローゼともいわれ、心のストレスが精神症状となって現れるものです。「うつ病」も心のストレスが精神症状として現れるもので、生命力が低下した状態といわれています。

4、心身症
● 心身症とは？

「心身症」とは心にかかるストレスが体の病気を引き起こしている病気の総称です。心身症には様々な病気があり、胃・十二指腸潰瘍、過敏性腸症候群、本態性高血圧、緊張性頭痛など数多くの疾患名があがっています。（p.92〜93の表を参照）心身症はそれ自体が疾患の名前ではありません。内科的な病気の原因が心あり、引き起こされたということになります。例えば、胃潰瘍が心因性であり、心療内科的な治療が必要であると判断された場合の診断名は、「胃潰瘍（心身症）」という形になります。

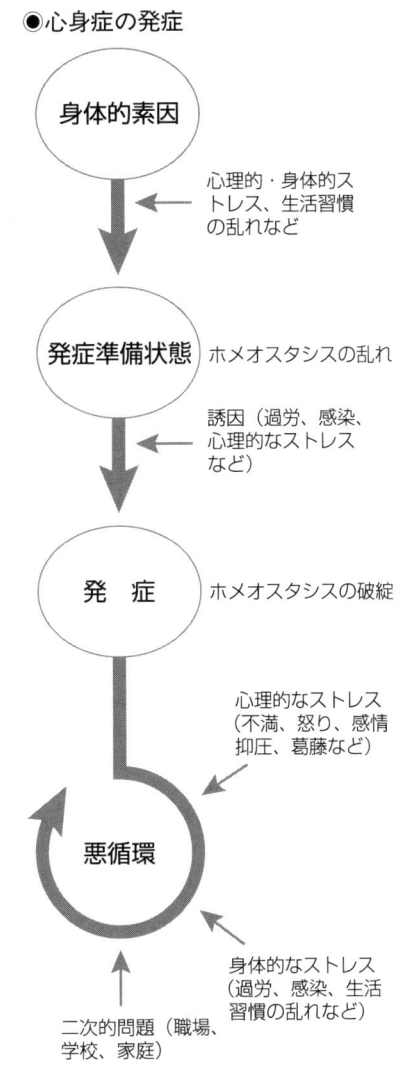

● 心身症の発症

身体的素因
　↓　← 心理的・身体的ストレス、生活習慣の乱れなど

発症準備状態　ホメオスタシスの乱れ
　↓　← 誘因（過労、感染、心理的なストレスなど）

発症　ホメオスタシスの破綻
　↓　← 心理的なストレス（不満、怒り、感情抑圧、葛藤など）

悪循環
　↑　← 身体的なストレス（過労、感染、生活習慣の乱れなど）
　二次的問題（職場、学校、家庭）

永田頌史：心身医療で留意する問題点、末松弘行・河野友信・吾郷晋浩編集「心身医学を学ぶ人のために」医学書院、1996より転載

国際疾病分類(ICD)第10版F(精神および行動の障害)の神経症性障害、ストレス関連障害および身体表現性障害の下位分類(ICD-10)

F 40　恐怖症性不安障害
　　　F 40.0　広場恐怖［症］
　　　　　　.00　パニック障害をともなわないもの
　　　　　　.01　パニック障害をともなうもの
　　　F 40.1　社会恐怖［症］
　　　F 40.2　特定の(個別的)恐怖症
　　　F 40.8　他の恐怖症性不安障害
　　　F 40.9　恐怖症性不安障害、特定不能のもの

F 41　他の不安障害
　　　F 41.0　パニック［恐慌性］障害(エピソード［挿間］性発作性不安)
　　　F 41.1　全般性不安障害
　　　F 41.2　混合性不安抑うつ障害
　　　F 41.3　他の混合性不安障害
　　　F 41.8　他の特定の不安障害
　　　F 41.9　不安障害、特定不能のもの

F 42　強迫性障害［強迫神経症］
　　　F 42.0　強迫思考あるいは反復思考を主とするもの
　　　F 42.1　強迫行為(強迫儀式)を主とするもの
　　　F 42.2　強迫思考および強迫行為が混合するもの
　　　F 42.8　他の強迫性障害
　　　F 42.9　強迫性障害、特定不能のもの

F 43　重度ストレス反応および適応障害
　　　F 43.0　急性ストレス反応
　　　F 43.1　外傷後ストレス障害
　　　F 43.2　適応障害
　　　　　　.20　短期抑うつ反応
　　　　　　.21　遷延性抑うつ反応
　　　　　　.22　混合性不安抑うつ反応
　　　　　　.23　主として他の情緒の障害をともなうもの
　　　　　　.24　主として行為の障害をともなうもの
　　　　　　.25　情緒および行為の混合性の障害をともなうもの
　　　　　　.28　他に特定の症状が優勢なもの
　　　F 43.8　他の重度ストレス反応
　　　F 43.9　重度ストレス反応、特定不能のもの

F 44　解離性(転換性)障害
　　　F 44.0　解離性健忘
　　　F 44.1　解離性循走〔フーグ〕
　　　F 44.2　解離性昏迷
　　　F 44.3　トランスおよび憑依障害
　　　F 44.4　解離性運動障害
　　　F 44.5　解離性痙攣
　　　F 44.6　解離性知覚麻痺［無感覚］および［感覚］脱失
　　　F 44.7　混合性解離性(転換性)障害
　　　F 44.8　他の解離性(転換性)障害
　　　　　.80　ガンザー症候群
　　　　　.81　多重人格障害
　　　　　.82　小児期あるいは青年期にみられる一過性解離性(転換性)障害
　　　　　.88　他の特定の解離性(転換性)障害
　　　F 44.9　解離性(転換性)障害、特定不能のもの

F 45　身体表現性障害
　　　F 45.0　身体化障害
　　　F 45.1　鑑別不能型［分類困難な］身体表現性障害
　　　F 45.2　心気障害
　　　F 45.3　身体表現性自律神経機能不全
　　　　　.30　心臓および心血管系
　　　　　.31　上部消化管
　　　　　.32　下部消化管
　　　　　.33　呼吸器系
　　　　　.34　泌尿生殖器系
　　　　　.38　他の器官あるいは系
　　　F 45.4　持続性身体表現性疼痛障害
　　　F 45.8　他の身体表現性障害
　　　F 45.9　身体表現性障害、特定不能のもの

F 48　他の神経症性障害
　　　F 48.0　神経衰弱
　　　F 48.1　離人・現実感喪失症候群
　　　F 48.8　他の特定の神経症性障害
　　　F 48.9　神経症性障害、特定不能のもの

●不安の身体化

　心身症の患者の多くは、不安を体の症状に置き換えることで、精神的な不安感を軽減しています。神経症や精神疾患の患者に比べれば直接感じている不安は少なくなります。過剰な心理的ストレスがあると、それが身体症状として出現し、体にストレスを跳ね返す抵抗力があれば生体は防御されますが、防御機構が弱まっている時に発症したり、その人の一番弱い器官や臓器に症状が発生しやすくなります。また、強いストレスが一時的に加わるより、ストレスが長く続くと心身症発症の要因になります。

●心身症の診断

　問診、心理テスト、臨床検査などによって医師が診察・診断していきます。問診においては、主訴、現病歴、既往症、家族歴のほか、心理・社会的プロフィール（趣味、生育歴、職業、現在の生活環境など）を聞いていき、心身相関を観察していきます。心理テストとして心療内科でよく使用されているものは、全身的な自覚症状の分布をスクリーニングする「CMI（コーネル・メディカル・インデックス）」と抑うつ度を測る「SDS」、性格、自我構造をみる「エゴグラム」などです。

　そして、診断を裏付けるために必要な臨床検査を行います。これらの検査を通して、心身症として治療すべきなのか、身体疾患として治療すべきものなのか、精神科での治療が必要かなども含めて診断していきます。

●心身症の治療

　心身症の場合、内科的な病気の症状がありますので、体に対する治療をするための薬が処方され、ともに、不安、抑うつなど心の症

● CMIの項目

身体的自覚症状(160問)	精神的自覚症状(51問)
A 目と耳(10)	M 不適応(12)
B 呼吸器系(21)	N 抑うつ(6)
C 心臓脈管系(14)	O 不 安(9)
D 消化器系(28)	P 過 敏(6)
E 筋肉骨格系(10)	Q 怒 り(9)
F 皮 膚(9)	R 緊 張(9)
G 神経系(19)	
H 泌尿生殖器系(11)	
I 疲労度(7)	
J 疾病頻度(9)	
K 既往症(15)	
L 習 慣(7)	

● エゴグラムの5つの要素

	支配的	献身的	合理的	解放的	妥協的
高得点	│	│	│	│	│
低得点	友好的	閉鎖的	感情的	失感情的	非協調的
	CP	NP	A	FC	AC

▶ 親的な Ⓟ ｛ 父親的なP……CP
　　　　　　　 母親的なP……NP
▶ 大人の Ⓐ ……………… A
▶ 子供の Ⓒ ｛ 自由なC………FC
　　　　　　　 順応したC……AC

●心身症に対する治療法

一般医学にもとづいた身体的治療　　交流分析
向精神薬による薬物療法　　　　　　行動療法
生活指導　　　　　　　　　　　　　バイオフィードバック療法
カウンセリング　　　　　　　　　　認知療法
ソーシャル・ケースワーク　　　　　家族療法
自律訓練法　　　　　　　　　　　　森田療法
精神分析的精神療法　　　　　　　　その他

●心身症の治療 (『専門医がやさしく教える心のストレス病』河野友信編 PHP研究所)

- 体の症状に対する薬
- 心の症状に対する薬(抗不安薬、抗うつ薬など)
- リラクセーションのための自律訓練法など、タイプに応じた心理療法
- 心身症を招いた考え方、行動を変える指導

●心身症として起こる主な病気（心身医学的な配慮が特に必要な病気）

〈呼吸器系〉
・気管支ぜんそく
・過換気症候群
・神経性咳嗽（せき）
・咽頭けいれん
・慢性閉塞性肺疾患

〈消化器系〉
・胃・十二指腸潰瘍
・過敏性腸症候群
・潰瘍性大腸炎
・慢性胃炎
・急性胃炎（急性胃粘膜病変）
・神経性嘔吐
・腹部膨満感
・空気嚥下症（呑気症）
・慢性膵炎
・慢性肝炎
・食道けいれん

〈循環器系〉
・本態性高血圧
・本態性低血圧
・起立性低血圧
・狭心症
・心筋梗塞
・一部の不整脈
・いわゆる心臓神経症
・血管神経症
・レイノー病

〈内分泌代謝系〉
・単純性肥満症
・糖尿病
・心因性多飲症
・甲状腺機能亢進症
・神経性食欲不振症
・過食症
・反応性低血糖

〈神経系〉
・偏頭痛
・筋緊張性頭痛
・自律神経失調症
・眼瞼けいれん
・めまい
・しびれ感、異常知覚

〈骨・筋肉系〉
・慢性関節リウマチ
・全身性筋痛症
・脊椎過敏症
・書痙
・痙性斜頸
・頸腕症候群
・チック

〈泌尿器系〉
・夜尿症
・インポテンス
・過敏性膀胱（神経性頻尿）

〈皮膚系〉
・アトピー性皮膚炎
・皮膚搔痒症
・円形脱毛症
・多汗症
・慢性じんましん
・湿疹

〈耳鼻咽喉科領域〉
・メニエール症候群
・咽喉頭異常感症
・心因性難聴
・耳鳴り
・アレルギー性鼻炎
・乗り物酔い
・嗄声（声がれ）
・心因性失声症
・吃音

〈眼科領域〉
・中心性漿液性脈絡網膜症
・原発性緑内障
・眼精疲労
・眼瞼けいれん
・眼瞼下垂
・飛蚊症

〈口腔領域〉
・顎関節症
・特発性舌痛症
・慢性反復性の口内炎
・口臭症
・口腔乾燥症

〈産婦人科領域〉
・月経困難症
・月経前緊張症
・続発性無月経
・月経異常
・機能性子宮出血
・更年期障害
・不感症
・不妊症

〈小児科領域〉
・起立性調節障害
・反復性腹痛
・気管支ぜんそく
・神経性食欲不振症
・神経性過食症
・周期性嘔吐症
・心因性けいれん

〈手術前後の状態〉
・腸管癒着症
・ダンピング症候群
・頻回手術症
・形成手術後神経症

（『専門医がやさしく教える 心のストレス病』河野友信編 PHP研究所）

状に対する抗不安薬、抗うつ薬などが処方されます。更に必要に応じて、リラクセーションのための様々な方法や心身症を招いた考え方や行動を変える指導が行われます。

5、神経症
●神経症とは？

　神経症はノイローゼとも呼ばれるもので、強い不安感を伴うものです。その不安感に加えて呼吸困難、動悸、めまいなど様々な身体症状も見られます。誰でも、不安感を感じたり、心配事があって夜も眠れなくなることはあるものです。しかし、それは大抵、理由があって心配になったりするもの。もともと心配性や神経質な人は、不安感を覚えやすく、その不安な感じにとらわれやすいという性格を持っていますが、そこにストレスやショックなどが加わることで病気が発生するケースが多いようです。

　病因についてはいくつかの説があります。誤った学習により症状が形成され強化されたものだとする「学習理論」、性格などにより葛藤を引き起こしやすく、そこから発する不安に対して適切に防御できないために症状が形成されると考える「精神分析理論」があります。また、GABA受容体の機能が抑制されるなど不安の生化学的メカニズムがわかってきています。

●神経症の種類
不安神経症 ……突然理由もない不安に襲われ、心臓がドキドキする「パニック障害」と、不安感が長期間続く「全般性不安障害」がある。
恐怖症 …………恐れる必要がないものに対する恐怖感にとらわれる。高所恐怖症や体臭恐怖症など。
強迫神経症 ……鍵をかけ忘れていないか気になり、何度も繰り返し確認するなど、ある観念や行為にとりつかれ、そこから抜け出せなくなる。
心気症 …………自分の体調のことが異常に気になり、少しでも不調があると悪い病気ではないかという考えにとらわれる。病院で異常がないといわれても納得せず、病院を転々とする人もいる。
ヒステリー ……自分自身が気づいていない心の問題により、記憶や意識、神経の異常が起こる。自分の名前を忘れたり、全身が痙攣したり、声がでなくなるなど人によって症状の出かたは異なる。
離人神経症 ……精神的なショックやストレスが原因で「何をしていても自分がしているという感じがしない」など現実感が希薄になる。
抑うつ神経症 …喪失体験などから抑うつ状態が長く続き、睡眠障害や食欲不振など身体症状も伴う。
神経衰弱 ………過労や病後など心身に強い負担がかかった後に疲労感、無気力、情緒不安定、疲労感などの症状が続く。

● 神経症の治療

一般的には薬物療法と精神療法を併用して行います。薬物療法は主に抗不安剤が処方され、状態に応じて、抗精神病薬、抗うつ薬、睡眠薬などが使用されます。また、神経症の基盤にある不安に対して、受容・支持・保証を中心とした一般心理療法や行動療法などを

用いて不安を軽減する治療を行います。病態に応じて洞察指向型の精神分析的精神療法やクライエント中心療法(カウンセリング)などを用いることもあります。また、自律訓練法などで緊張状態を緩和させリラクセーションを図ります。

6、うつ病
● うつ病とは？

　うつ病は「抑うつ状態」を主体とした感情の病気で、気分が落ち込んだり、意欲や集中力が低下するなどの心の症状に加え、不眠や食欲不振、頭痛など自律神経系の身体症状も伴い、表のように３つの面の症状が現われることを理解しておく必要があります。

　几帳面で秩序を重んじる「メランコリー親和性性格」、生真面目で責任感の強い「執着性性格」、社交的で親切な「循環性格」のタイプの人はうつ病になりやすいといわれています。また、ストレスや環境の変化、自分にとって大切な誰かやものを失なう(死別、離婚、失業など)喪失体験、更年期などがうつ病を発症するきっかけになります。

　うつ病にはいくつかの分類方法があります。うつ病研究の学者キール・ホルツは大きく３つに分類しています。脳腫瘍や内臓の病気などからだの病気が基礎にある「身体因性うつ病」、前述の性格などその人の素質が関連している「内因性うつ病」、大きなショックや心身の消耗によって起こる「心因性うつ病」があります。他にもいくつかの分類方法があり、ひとくちにうつ病といっても様々なタイプがあります。特定の季節になるとおきる「季節性うつ病」もあります。

● うつ病に特徴的な症状

〈気分低下〉うつ状態・抑うつ思考
・憂うつ
・元気が出ない
・わびしい
・くよくよ悲観的に考える
・涙を流して泣く
・不安感
・罪悪感
・非現実感
・イライラ

〈意欲低下〉行動抑制
・何をするのもおっくう
・動作が緩慢になる
・注意力・集中力の低下
・決断力の低下
・仕事の能力低下
・対人関係を避ける
・社会的関心の低下

〈生命力低下〉生理機能低下
・不眠・睡眠障害
・食欲不振、腹部膨満感
・倦怠感、疲労感
・体重減少
・頭重、頭痛
・下痢、便秘
・インポテンス、月経不順
・口渇、味覚異常
・めまい、失神

● キール・ホルツのうつ病分類

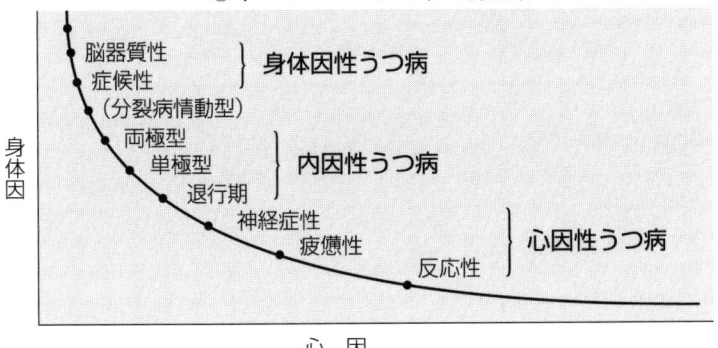

（縦軸：身体因、横軸：心因）

- 脳器質性
- 症候性
- （分裂病情動型）
　　　　　　　｝ 身体因性うつ病
- 両極型
- 単極型
- 退行期
　　　　　　　｝ 内因性うつ病
- 神経症性
- 疲憊性
- 反応性
　　　　　　　｝ 心因性うつ病

●うつ病の原因による分類

大分類	小分類	因　子
原発性	双極性 単極性	遺伝負因（体内環境調整機能脆弱性）
続発性	脳器質性	脳血管障害、頭部外傷後、脳腫瘍、脳手術後、進行麻痺、脳萎縮、パーキンソン病、ハンチントン舞踏病、てんかんなど
	全身疾患性	クッシング病、粘液水腫、下垂体機能低下、糖尿病など内分泌疾患、産後、インフルエンザ、手術後、膠原病、がん、膵・肝疾患、貧血など
	薬物因性	レセルピン・テトラベナジン・αメチルドパなど降圧薬、副腎皮質ホルモン・経口避妊薬などホルモン薬、アルコール、サイクロセリンほか抗結核薬、抗精神病薬、L-ドーパ、シメチジンなど
	精神障害性	精神分裂病、非定型精神病（分裂感情障害）
心因性	性格因性	執着性格、メランコリー親和性格、無力型性格、感情性性格異常（循環病質）、生育歴
	環境因性	諸種の喪失体験、長期間の心労、その他のストレス

（更井啓介氏の分類）

● アメリカ精神医学協会の分類
気分障害
　●双極性障害
　［双極性障害］
　混合性、躁病性、うつ病性、気分循環症、特定不能の双極性障害
　●うつ病性障害
　［大うつ病］
　単一エピソード、反復性、気分変調症（または、抑うつ神経症）
　　特定せよ：原発型か続発型／若年発症か高年発症
　特定不能のうつ病性障害
（「精神障害の診断と統計のための手引き」から）

●仮面うつ病
　うつ病の症状である精神症状が目立たず、多彩な身体症状が訴えられ、症状の日内変動がみられます。症状は p.97 にある「うつ病に特徴的な症状」にある、「生命力の低下」が強調され、精神的なものは表面に出ません。心身症の概念に近いもので心身医学では重要な位置を占めている病気です。
　患者は身体症状を訴えてきますので病気が見逃され、心身医学的アプローチをなされずにいる場合があります。仮面うつ病になりやすい性格としては、執着性格やメランコリー親和性性格があげられ、喪失体験がきっかけになるといわれています。

●混合性不安抑うつ障害
　不安症状と抑うつ症状がともに同じぐらい存在し、別々に診断するほど重くない状態の場合につけられる診断名です。そして、自律神経失調症状が同時に存在する時に診断されるものです。病気が慢性化するとうつ症状が強くなってきます。比較的新しい病名で、以

前は自律神経失調症として扱われてきたケースが多いと思われます。こうした軽い症状を持つ人たちが一般には多いのではないかと思われます。

●うつ病の治療

　薬物療法と精神療法が中心になります。薬物療法は抗うつ薬が中心で、病態に応じて抗不安薬や睡眠薬を併用する場合もあります。また、うつ病の回復には心の安らぎと休養が必要です。安らぎと休養が得られるように、また、心の負担になっているものを明確にして取り除くことが出来るようにサポートします。

7、心療内科で使用される薬の知識

　医療機関と連携して施術を行う場合には、患者さんが施されている治療がどのようなものかを把握して、安全性などを確認していく必要があります。ほとんどの患者さんは、内科的な薬に加えて、抗不安薬、抗うつ薬、睡眠薬、自律神経調整薬などを処方されていますので、現場においては、薬の名称とだいたいの働きを把握しておくことは患者の状態を把握するの役立ちます。

●抗不安薬

　マイナートランキライザーとも呼ばれ、不安や緊張を和らげます。主に使われているのがベンゾジアゼピン系化合物で、抗不安作用、鎮静催眠作用、筋弛緩作用、抗痙攣作用があり、比較的副作用も少なく使いやすい薬であるといわれています。神経症だけではなく、不安の強いうつ病や心身症、自律神経失調症にも処方されることがあります。副作用の可能性としては眠気、ふらつき、失調、めまい、脱力感、倦怠感などがあります。

● 抗不安薬の種類

分類	一般名	主な製品名
ベンジアゼピン誘導体	クロルジアゼポキシド ジアゼパム オキサゼパム オキサゾラム メダゼパム クロキサゾラム ブロマゼパム ロラゼパム クロラゼプ酸ニカリウム フルジアゼパム プラゼパム メキサゾラム アルプラゾラム フルタゾパム フルトプラゼパム ロフラゼプ酸エチル	コントール、バランス セルシン、ホリゾン ハイロング セレナール ノブリウム、レスミット セパゾン、エナデール レキソタン ワイパックス メンドン エリスパン セダプラン メレックス ソラナックス、コンスタン コレミナール レスタス メイラックス
チエノジアゼピン誘導体	クロチアゼパム エチゾラム	リーゼ デパス
アザピロン誘導体	クエン酸タンドスピロン	セディール
ジフェニルメタン誘導体	ヒドロキシジン	アタラックス

●不安緊張の程度からみた内科領域での抗不安薬の臨床的分類

軽い不安・緊張	中等度の不安・緊張	強い不安・緊張
トフィゾパム(グランダキシン)　150 mg	アルプラゾラム(ソラナックス)　1.2 mg	エチゾラム(デパス)　1.5 mg
クロチアゼパム(リーゼ)　15 mg	フルトプラゼパム(レスタス)　2 mg	ウラゼパム(ワイパックス)　1.5 mg

(『新 心身医学入門』筒井末春、中野弘一著 南山堂)

●**抗うつ薬**

　抑うつや意欲の低下の改善、不安や焦燥感を鎮める作用があります。三環系抗うつ薬、四環系抗うつ薬は抗うつ薬の代表で効果も高く、従来から使用されていますが、口渇、便秘、かすみ眼、眠気、めまい、立ちくらみ、発汗、洞性頻脈などの副作用が出ることもあります。その副作用をより軽減した抗うつ薬として、**SSRI**(選択的セロトニン再取り込み阻害薬)や**SNRI**(セロトニン・ノルアドレナリン再取り込み阻害薬)が近年、使われるようになっています。

● 抗うつ薬の種類

分類		一般名	主な製品名
第一世代の抗うつ薬	三環系抗うつ薬	イミプラミン アミトリプチリン 塩酸クロミプラミン マレイン酸トリミプラミン 塩酸ノルトリプチリン 塩酸ロフェプラミン アモキサピン 塩酸ドスレピン	トフラニールほか トリプタノールほか アナフラニール スルモンチール ノリトレン アンプリット アモキサン プロチアデン
第二世代の抗うつ薬	四環系抗うつ薬	塩酸マプロチリン 塩酸ミアンセリン マレイン酸セチプチリン	ルジオミール テトラミド テシプール
	その他の構造式	トラゾドン	レスリン・デジレル
その他		スルピリド 塩酸メチルフェニデート	ドグマチールほか リタリン
気分安定薬		炭酸リチウム	リーマス
SSRI		フルボキサミン パロキセチン	ルボックス・デプロメール パキシル
SNRI		塩酸ミルナシプラン	トレドミン

●睡眠薬

　睡眠障害にも、寝つきが悪い「入眠障害」、ぐっすり眠れない「熟眠障害」、途中で起きてしまう「中途覚醒」、朝早くに眼が覚めてしまう「早朝覚醒」などのタイプがあります。タイプによって、薬が使い分けられます。

●睡眠薬の種類

作用時間による分類	一般名	主な製品名
超短時間作用型 （6時間以内）	ゾピクロン	アモバン
	トリアゾラム	ハルシオン
短時間作用型 （6～12時間以内）	ブロチゾラム	レンドルミン
	フルニトラゼパム	ロヒプノール サイレース
	塩酸リルマザホン	リスミー
	ロルメタゼパム	ロラメット エバミール
中間作用型 （12～24時間前後）	ニトラゼパム	ベンザリン ネルボン
	エスタゾラム	ユーロジン
	ニメタゼパム	エリミン
長時間作用型 （数日）	塩酸フルラゼパム	ダルメート ベノジール
	ハロキサゾラム	ソメリン

● 漢方薬

ストレスによる症状に対しては、漢方薬も有用性があり、以下のようなものが体質と症状から代表的に使われます。

処方名	患者のタイプ／適応症状
桂枝加竜骨牡蠣湯（けいしかりゅうこつぼれいとう）	虚証／不安、イライラ、気分の沈滞
柴胡加竜骨牡蠣湯（さいこかりゅうこつぼれいとう）	実証／不安、イライラ、心気傾向
三黄瀉心湯（さんおうしゃしんとう）	実証／イライラ
甘麦大棗湯（かんばくたいそうとう）	虚証／神経質、イライラ、興奮、心気傾向
抑肝散加陳皮半夏（よくかんさんかちんぴはんげ）	虚証／神経過敏、イライラ
半夏厚朴湯（はんげこうぼくとう）	中間証〜虚証／のどの違和感など
当帰芍薬散（とうきしゃくやくさん）	中間証〜虚証／生理周期にともなう腹痛、倦怠感、めまいなど
加味逍遙散（かみしょうようさん）	中間証／イライラ、気分の沈滞、心気傾向、更年期
抑肝散（よくかんさん）	中間証／怒りっぽい
帰脾湯（きひとう）	虚証／イライラ
加味帰脾湯（かみきひとう）	虚証／イライラ、気分の沈滞、心気傾向、根気がない

心療内科領域におけるアロマテラピー実践

1、心療内科でのアロマテラピーの有効性

　心療内科においては、ストレスによって緊張している心や体をリラックスさせることが治療の助けになるため、アロマテラピーは非常に役に立つ療法といえます。

　精油の持つ香りが気分状態に影響し、精油成分の作用特性により、自律神経の働きを調整し、リラックスさせたり元気付け、ストレス反応を和らげていきます。アロマテラピー施術の場合、精油の力だけではなく、タッチによる安心感やアロマセラピストとのコミュニケーションというものも、効果を支える要素になってきます。

　また、アロマテラピーセッションの回を重ねるごとに、ストレス反応が和らいだり自分の体への気づき、心身相関を患者さんが感じ始めたら、次の段階として、ライフスタイルの改善、新しいパターンへの変化をアロマテラピーを利用することで助けていくことも可能です。

●アロマテラピーのストレスへの効果

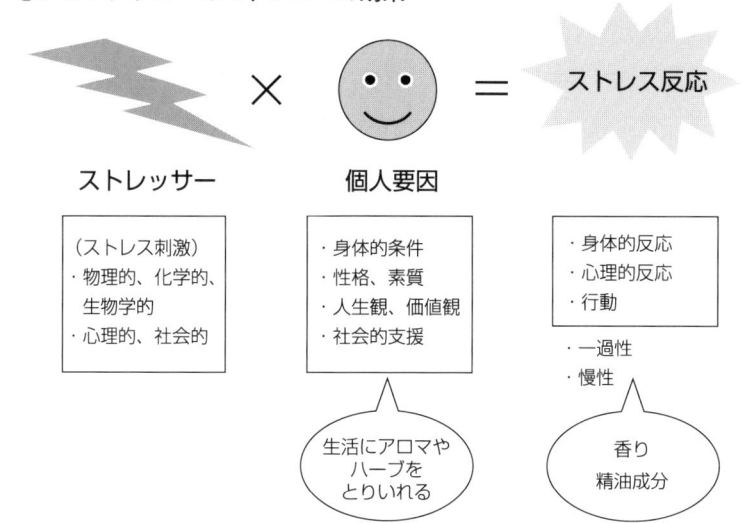

ストレッサー × 個人要因 = ストレス反応

ストレッサー
（ストレス刺激）
・物理的、化学的、生物学的
・心理的、社会的

個人要因
・身体的条件
・性格、素質
・人生観、価値観
・社会的支援

→ 生活にアロマやハーブをとりいれる

ストレス反応
・身体的反応
・心理的反応
・行動

・一過性
・慢性

→ 香り　精油成分

●こころとからだ、両面からリラックス

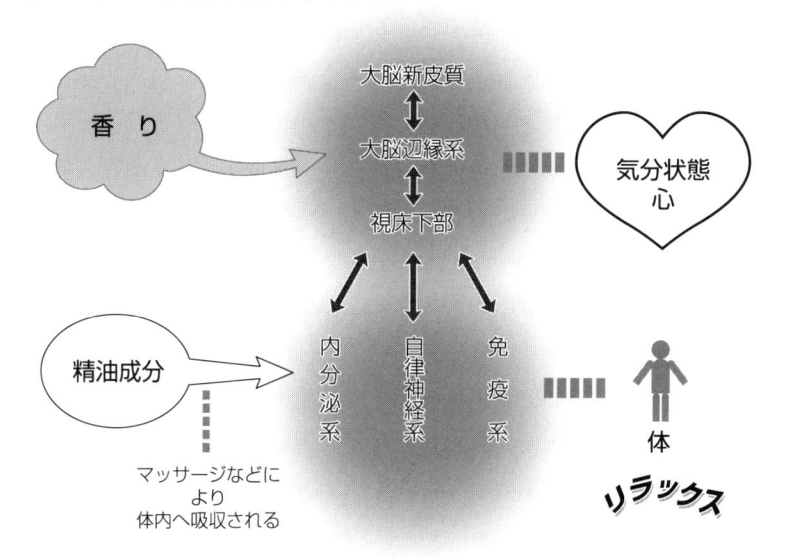

香り → 大脳新皮質 ↕ 大脳辺縁系 ↕ 視床下部 ……… 気分状態　心

精油成分 → 内分泌系　自律神経系　免疫系 ……… 体　リラックス

マッサージなどにより体内へ吸収される

2、アロマテラピー施術の流れ

　患者さんは各種検査や診察を受けて、医師によって病名が診断されたり、治療方針が決められて必要な薬を処方されます。加えてホリスティク・チーム医療においては、必要と思われる代替療法があれば、医師のアドバイスを受けたり患者さん自身が選択して、西洋医学的な治療とともに代替療法を実施していきます。ここでは、心療内科における施術の流れの一例をご紹介します。もちろん、医療機関の状況などによって異なりますので、参考として受け止めていただきたいと思います。

　アロマテラピーを希望する患者さんは、前述の経緯でアロマセラピストのもとを訪れます。ですから、事前に患者さんの情報を得ておきます。情報を得る目的は①安全性確認のため、②より有効な施術を行うため、の大きく分けて2つになります。まず、得ておきたいものとしては、診断名や服用している薬などの情報です。それによってアロマテラピーを行っても安全か否かを判断したり、使用できる精油の制限はないかを確認します。更に、検査の結果を確認したり、患者のプロフィール(健康状態、趣味、生育歴、職業、生活環境など)について、より詳細な情報を得ることができれば、有効な精油選択や施術プランを立てることができます。また、医師からアロマテラピーをその患者に勧めた理由や期待することなども確認します。

　次に、実際に患者さんがアロマセラピストのもとを実際に訪れます。そこでは、事前に情報を得ていても、改めて、患者さん本人の言葉で、今一番辛いこと、なぜアロマテラピーを受けてみたいと思ったか、どんなことを期待するかなどを伺います。そして、通常のアロマテラピー施術と同様にコンサルテーションを行っていきます。

後の流れは、通常のアロマテラピー施術と同様ですが、患者さんの状態により、施術できる部位、施術が必要な部位、適切な施術時間、施術の流れなどを配慮して、プランし実施します。

　トリートメント後は、フィードバックとセルフケアのアドバイスなどを行います。ホリスティック医療、または、心身医学においては、病気を通しての自己成長が症状を改善することに加え、重要な課題です。フィードバックとセルフケアのアドバイスは、本人の気づきを促したり、心身相関を理解し、病気を引き起こさない新しいパターンへ移行し、自己成長していくのに、大切な役割を果たします。

3、ストレスケアに役立つ精油

　ホリスティック・アロマテラピーにおいては、精油の様々な側面も含めて実施されます。アロマテラピーの効果に関わる要素としては、精油成分上の作用特性、精油の香り、精油の持つエネルギー、クライアント – セラピストの関係性、タッチング、またはボディワークなどが存在します。

　日本にはイギリスからの「ホリスティック・アロマテラピー」の流れとフランスからの「メディカル・アロマテラピー」の流れがあります。ホリスティック・アロマテラピーは香りからの精神的・心理的作用とそこから引き起こされる生理的な作用も含めての精油の力を利用しており、スウェーディッシュマッサージをベースとしたオイルマッサージによる、フルボディトリートメントを行いリラクセーションを促すのが一般的な方法です。一方のメディカル・アロマテラピーでは、精油成分の薬理作用により注目したものとなっており、ホリスティク・アロマテラピーで利用するよりも高い希釈濃

度で局所利用をする場合もあります（日本では医師以外の実践は禁じられていますが、経口的に用いることもあります）。いずれにも利点や適応・不適応がありますので、どちらの考え方も自分の資格やトレーニング度合いにより実施できる範囲で使い分けることが、効果的な施術を行うには必要であると思います。

　また、体質の面も考慮したアーユルヴェーダや東洋医学的な視点からの精油の選択も効果的なので、以下の情報に加えて利用することも良いと思われます。香りというものは、記憶中枢にも影響を与えますので、いくら作用的に合っている精油であっても、嫌な記憶と結びついた香りであれば嫌うこともあります。精油選択については、そうした個人的な背景も考慮に入れたホリスティックな視点が大切になってきます。

　以下には、心療内科領域で役立つと思われる精油を作用の視点から取り上げてみました。前者はホリスティック・アロマテラピーで経験的に伝えられている精油を一覧にしています。後者はメディカル・アロマテラピーの視点からの情報をまとめました。

● 心療内科領域で役立つ精油 I ——ホリスティック・アロマテラピーの視点から

作用	精油
強壮作用 (体のさまざまな機能・能力を向上させる)	アンジェリカ、オレンジ、カモミール、クラリセージ、グレープフルーツ、サイプレス、サンダルウッド、ジュニパー、ジンジャー、ゼラニウム、ネロリ、パイン、バジル、パチュリ、フランキンセンス、フェンネル、ブラックペッパー、ベチバー、ベルガモット、マジョラム、マンダリン、ミルラ、メリッサ、レモン、レモングラス、ローズ、ローズウッド、ローズマリー
抗うつ (抑うつ的な気分を明るくする)	イランイラン、オレンジ、カモミール、クラリセージ、グレープフルーツ、ジャスミン、ゼラニウム、ネロリ、バジル、パチュリ、プチグレン、ベルガモット、メリッサ、ラベンダー、レモングラス、ローズ、ローズウッド、ローズマリー
抗痙攣作用 (痙攣をおさえる)	カモミール、クラリセージ、ラベンダー
抗神経障害作用 (神経の各種障害を減少させる)	カモミール、クラリセージ、ジュニパー、バジル、ベチバー、ペパーミント、マジョラム、メリッサ、ラベンダー、ローズマリー
刺激作用 (エネルギーを増加させる)	アンジェリカ、グレープフルーツ、コリアンダー、ジュニパー、ジンジャー、ティートリー、パイン、バジル、フェンネル、ペパーミント、ミルラ、ユーカリ、レモングラス、ローズウッド、ローズマリー

鎮痙作用 （痙攣を鎮める）	アンジェリカ、オレンジ、カモミール、クラリセージ、コリアンダー、サイプレス、サンダルウッド、ジャスミン、ジュニパー、ジンジャー、ネロリ、バジル、フェンネル、プチグレン、ブラックペッパー、ペパーミント、ベルガモット、マジョラム、マンダリン、メリッサ、ユーカリ、ラベンダー、ローズ、ローズマリー
鎮静作用 （興奮を鎮める）	イランイラン、オレンジ、カモミール、クラリセージ、サイプレス、サンダルウッド、ジャスミン、ネロリ、パチュリ、プチグレン、フランキンセンス、ベチバー、ベルガモット、ベンゾイン、マジョラム、マンダリン、メリッサ、モミ、ラベンダー、ローズ
鎮痛作用 （痛みをやわらげる）	カモミール、コリアンダー、ジンジャー、ゼラニウム、バジル、ブラックペッパー、ペパーミント、ベルガモット、マジョラム、ユーカリ、ラベンダー、ローズウッド、ローズマリー

● 心療内科領域で役立つ精油 II ──メディカル・アロマテラピーの視点から

作用	精油	成分
自律神経調整	サイプレス、バジル、プチグレン	
神経強化安定	クラリセージ、ティートリー、ネロリ、プチグレン、ベルベノン、ラバンサラ、ローズマリー	
神経高揚	ローズマリーカンファー	
精神安定	イランイラン	
精神増強	ジンジャー	

中枢神経鎮静	カモミールローマン、マンダリン	
交感神経安定	ゼラニウム、マンダリン	
交感神経様	パイン、バジル、レモン	
交感神経遮断	アンジェリカ、イランイラン、ラベンダー	
副交感神経安定	ゼラニウム	
副交感神経強壮	マジョラム	
副交感神経様	ローズマリー	
副交感神経遮断	サイプレス	
抗うつ	ネロリ、フランキンセンス	
抗不安	イランイラン、コリアンダー、ネロリ、プチグレン、ラベンダー、ローズウッド	
鎮静、催眠、抗不安	メリッサ	アルデヒド類
	クラリセージ、ラベンダーなど	エーテル、エステル
	アンジェリカ	テルペンアルカロイド類
	ラバンサラ	1-8シネオール
	マンダリン	メチルアントラニレート
コーチゾン様	パイン（ヨーロッパアカマツ）	

●不安感に役立つ精油

作用特性	精油	成分
精神安定	イランイラン	
中枢神経鎮静	カモミールローマン、マンダリン	

抗不安	イランイラン、コリアンダー、ネロリ、プチグレン、ラベンダー、ローズウッド	
鎮静、催眠、抗不安	メリッサ	アルデヒド類
	クラリセージ、ラベンダーなど	エーテル、エステル
	アンジェリカ	テルペンアルカロイド類
	ラバンサラ マンダリン	1-8シネオール メチルアントラニレート

●抑うつ状態に役立つ精油

作用特性	精油
神経高揚	ローズマリーカンファー
精神増強	ジンジャー
副交感神経遮断	サイプレス
抗うつ	ネロリ、フランキンセンス

4、実践ケース

　アロマテラピーセッションの目指すところは、心身のバランスを回復し、さらに、それを保てるようなサポートを行うことです。心療内科領域においては、辛いストレス症状を緩和し、バランスを回復させ、さらに、ストレス症状を引き起こした背景にある心身のパターンへの気づきと変容を促すことをめざしていきます。

　そして、アロマセラピストがどこまで行うか、行うことができる

かは、主治医の判断、チームの方針、クライアントの要望により変わっていきます。以下では、ストレス症状の緩和の例と、さらに一歩進んだライフスタイルの改善を行ったケースの概要を示します。

ストレス症状の緩和

（女性　30代後半　会社員）

［診察時の主訴］不眠
［診断］不眠症、不安神経症
［主な処方薬］桂枝加竜骨牡蠣湯、レスリン、パキシル、メイラックス
［アロマテラピー希望時の主訴］不眠
　　　　　　　　　　［随伴症状］背中の痛み
［アロマテラピー施術の実施］週1回ペースで全3回
［施術内容］毎回フルボディトリートメント（約60分）
［主な使用精油］身体の疲労感と精神的なイライラ感が感じられたので、心を穏やかにする香りと身体面への強壮作用のある精油などを選択。
［経過］イライラした状態で来院。初回に心身の緊張をほぐすと、本来の自分らしい表情に戻り、以後、主治医にも心を開くようになる。2～3回とセルフケアのアドバイスも含めたセッションを行う。その間の主治医からの仕事への対応の仕方などのアドバイスが功を奏し、症状が緩和したので、施術は終了した。

ライフスタイルの変化

(女性　30代前半　会社員)

［診察時の主訴］頭重感、胃痛、中途覚醒
［診断］自律神経失調症
［主な処方薬］当帰芍薬散、桂枝加竜骨牡蠣湯
［アロマテラピー希望時の主訴］頭重感、胃痛、中途覚醒
　　　　　　［随伴症状］冷え、首肩こり
［アロマテラピー施術の実施］隔週で8回(部分)、以降、月1回で4回(全身)
［主な使用精油］主に神経系の強壮、安定作用のある精油を選択し、気分状態によって、クライアントの好む香りとブレンドしていく。
［施術内容］最初の8回は、辛い症状を緩和するために肩首を中心とした部分トリートメントを隔週で行った。ある程度の症状緩和後には状態を保つために月1回で全身トリートメントを行った。
［経過］最初の数回はトリートメントを行うことでリラックスの感覚と症状の緩和を感じ、自分自身の緊張に気づくようになる。自分ががんばりすぎていたことなどに気づく。精油を使ったセルフケアなども積極的に行う。それまで仕事に追われ忘れていた趣味の時間を持つようにしたり、自分が仕事の責任をすべて背負い込まないようにコントロールができるようになる。自分の体の疲れや緊張に気づけるようになったので、症状がひどくなる前のケアができるようになった。

5、ホリスティック・チーム医療の中でのフィードバック

　患者さんの状態について、主治医や他の療法家にたいして、報告しておきたいことや相談などがあれば、適宜、行います。また、チームで集まって定期的なミーティングをすることもあります。自分がアロマテラピー施術を行った患者さんに気になることなどがあれば、そこで情報交換をし、必要な専門家よりアドバイスをもらいます。その際には、第2章で示した申し送りフォームのサンプル(p.31 参照)などを参考に、患者のプロフィールがチームのメンバーに伝わるように簡潔にまとめておくと良いでしょう。

　医療現場におけるスタッフとのやりとりは、多忙な中行われますので、事前の患者情報の確認もフィードバックも実際に主治医と直接話ができる時間がいつもあるわけではありません。情報のやり取りをする方法は、全体の業務の妨げにならないように、現場ごとに確認をし柔軟に対応することが肝要です。

〈参考文献〉
・筒井未春、中野弘一著『新心身医学入門』南山堂
・河野友信著『専門医がやさしく教える心のストレス病』PHP研究所
・小比木啓吾他編『心の臨床家のための必携精神医学ハンドブック』創元社
・ワンダー・セラー著『アロマテラピーのための84の精油』フレグランスジャーナル社
・ロジェ・ジャロア他著『フランス・アロマテラピー大全　上・中・下』フレグランスジャーナル社

・『ケモタイプ精油事典』ナード・ジャパン
・安珠著『ストレスケアのためのアロマテラピー』東京堂出版

7. 今後の課題と展望

　ホリスティック医療の考え方の中には、患者に合った治療法(代替療法も含めて)を選択し、統合して実践するという考え方があるので、医師一人で行うことが難しく、必然的に他の専門家とチームやネットワークを組む必要性が出てきます。しかし、混合診療の禁止など法的な問題が厚い壁となっています。

　また、昨今の癒しブーム、セラピスト養成スクールがビジネスとして注目されているため、ビジネス的な視点からの新規参入が相次ぎ、教育レベルのばらつきが見られます。アロマセラピストにおいては、日本でのアロマセラピストの職業化、専門家として自立させるためのビジョンが、まだまだ乏しく、医療現場が求めるニーズに応えきれないという、民間資格のセラピスト側の問題点もあります。

　しかし、ここまで示してきたように、ホリスティックヘルスケア、ホリスティック医療においては、アロマテラピーやアロマセラピストへのニーズが確実に存在します。現段階では、現場のニーズに応えて実践に移すということが各所でなされ始めており、ノウハウを積み重ね、医療側、セラピスト・代替療法家側の相互理解、相互協力の中で、現場での課題をひとつずつ解決している段階ではないかと思われます。これが、過渡期として次の状況に変化していくのか、なかなか、壁は突破できないのかは予測がつきませんが、あくまで

も、患者・クライアントを中心とした場合に、そこにニーズが存在するのなら、よりよいケアを提供する努力は継続していきたいと思います。

最後に、ホリスティック・チーム医療を単なる概念ではなく、現実のものとして形にするために行われているいくつかの活動について報告させていただき、本書の締めとさせていただきたいと思います。

ホリスティック・チーム医療の
一員を育成する取り組み

　ホリスティック・チーム医療の体制を構築していくためには、医療側と代替療法側が相互理解をもってチームを組んでいく必要があり、そのためには、双方の教育が必要となってきます。

　日本でもアロマセラピスト、リフレクソロジストといった、各種セラピストの教育が盛んになっています。そこで学んだ知識・技術をベースに、代替療法家としてチーム医療に関わるために必要な知識や情報を提供する場として、ホリスティックヘルス情報室では、代替療法家の教育に取り組んでいます。

　ホリスティックヘルス情報室は「ホリスティックヘルス」「ホリスティック医学」に基づいた実践や教育をおこなっている機関で「赤坂溜池クリニック」と連携しています。1997年からのクリニックでの実践に基づいて、現在では民間のセラピスト、代替療法家を対象に、「ホリスティック・チーム医療塾」を開催しています。

　ホリスティック医療、統合医療の知識として、代替療法家も西洋

医学を知り、自分の専門以外の療法を知ることが出来るように、基礎科学・基礎医学・ホリスティック医学・各種代替療法全般の知識が学べるように構成しています。また、ケーススタディなどを中心に、ホリスティックな視点や客観性、コミュニケーション能力を深める講座も設けています。

ホリスティック・チーム医療の実践を行っている、赤坂溜池クリニック院長の降矢先生は「ホリスティック医療を実践するには種々の専門家がチームを組むことが不可欠になりますが、なかなかそのための勉強の場がないようです。私どもでは、そういう意欲を持っているセラピストがチーム医療の場に加わるための支援を目的として、講座を開設するなど、今後も民間のセラピストの方を含めた『ホリスティック・チーム医療』の普及のために力を注ぎたいと思っています」と語っています。

アロマセラピストのための
ホリスティック・チーム医療研究会

アロマセラピストの中にも、ホリスティック医療を実践する医師との連携のもと活動する人が増えてきました。しかし、完全な活動モデルがあるわけではありませんので、現場で試行錯誤しながらのことが多くなってきます。そこで、現場での課題や報告をシェアし合う場を作ってみようということで、ホリスティックヘルス情報室では、2004年9月に「アロマセラピストのためのホリスティック・チーム医療研究会」をスタートさせました。

隔月の研究会参加とメールなどでの相談ができるという形で、研

究会を行っており、参加者がもっているそれぞれの現場からの報告が、お互いの刺激となっています。研究会は隔月で2時間ですが、1時間程度がミニレクチャーという形で、参加メンバーから要望があったテーマで専門の講師を迎え講義と質疑応答を行い、残りの1時間は、ケーススタディや現場での困ったことなどをシェアしあっています。オブザーバーとしては医師、薬剤師などが同席し、毎回、専門の視点からの意見や現場の生の情報を共有できる貴重な場になっています。

●過去の研究会のミニ講座内容など

第1回 「ホリスティック・チーム医療の可能性」
　　　　降矢英成(赤坂溜池クリニック院長)
　　　　林真一郎(赤坂溜池クリニック　植物療法担当・薬剤師)
　　　「アロマセラピストの現場の問題点」についてのディスカッション
　　　　安珠(赤坂溜池クリニック　アロマテラピー・ボディワーク担当)

第2回 「臨床で役立つ筋肉・骨格」
　　　　石橋建三(赤坂溜池クリニック　整体・運動指導担当)

第3回 「クライアントの東洋医学的見かたについて」
　　　　大原健司(赤坂溜池クリニック　鍼灸担当)

第4回 「生活習慣病患者へのアロマテラピーの試み」
　　　　大田祥一(大田クリニック院長)

第5回 「ダイエットのための食事指導」
　　　　野口和子(赤坂溜池クリニック　栄養指導担当)

第6回 「植物療法の最新トピックス＆薬物相互作用」
　　　　林真一郎(赤坂溜池クリニック　植物療法担当・薬剤師)
第7回 「アロマセラピストに役立つカウンセリングの知識」
　　　　川畑伸子(赤坂溜池クリニック　サイモントン療法担当)
第8回 「心理療法の現場より」
　　　　五味佐和子(赤坂溜池クリニック　心理カウンセリング担当)
第9回 「産婦人科の現場より」
　　　　久保木み規(リトルハーバー代表　アロマセラピスト)

地域でのホリスティック・ネットワーク医療の取り組み

　第1章で、「ホリスティック・チーム医療」と「ホリスティック・ネットワーク医療」について述べましたが、アロマセラピストにとっては、ホリスティック・ネットワーク医療も必要であると思います。

　アロマテラピーサロンでクライアントの状態を見ていると、心理カウンセリングやフラワーエッセンス、鍼灸や整体など他の代替療法を紹介したいと思うことや、病院できちんとした診断を受けて、必要な治療法を判断してもらうことが必要だと感じる時があります。しかし、自分の信頼できる医師がいる病院や診療所が遠かった場合、クライアントには提案しても、実際の行動に結びつけることは難しくなります。

　日本ホリスティック医学協会常任理事の石橋建三さんは、横浜で治療院を開業されており、地域ネットワーク作りに積極的取り組んでいます。石橋さんは代替療法家の立場でネットワーク作りに取り組んでおり、アロマセラピストにとっても非常に有意義な考え方なので、ご紹介したいと思います。

3種類のネットワーク医療

　ネットワークやチームは常時必要というよりは、いざという時に信頼できてチームやネットワークが機能する状態を作っておくことが大切なポイントです。石橋さんは活動の中で、ネットワークを3種類に分けています。それは、以下の3つです。

①臨床ネットワーク…患者の紹介、実際の治療・セラピー、併用治療
　②研究ネットワーク…医師、代替療法家同士の勉強会など
　③情報発信ネットワーク…講座、会報誌、ホームページなどの形で、地域住民にヘルスケアに関する情報を発信する

①②は、地域住民のために、場所が近い同士であることが望ましく、③は自分たちが移動すればよいことなので、多少はなれていても（インターネットをつかっても）構築可能ということです。

ホリスティック・ネットワーク医療への取り組み
　石橋さんは医療機関でも数箇所で仕事をしていますが、自分の治療院から遠い病院です。患者さんは体調が悪いのに、遠くまで出かけられないので、必要な時に簡単に患者さんを紹介しにくく不便を感じていました。医師は、自分の仕事場に代替療法家に来てもらうチーム医療のほうがやりやすいけれど、代替療法家は自分が開業している地域にネットワークがあったら活動がしやすいのではないかと思い、ネットワーク作りを実行に移しました。
　まずは、インターネットを使い「ホリスティック」で地域の病院を検索して、ヒットした2件のクリニックにメールを出したところ、好意的なお返事があったので、直接、先生にお会いして、ネットワーク医療についてお話をし、連携をとることになったそうです。

7 ◆今後の課題と展望

●ネットワーク活動を大きく3つに分類しそれぞれの充実を図る

当ネットワークでは健康に関わる各専門家が円滑な連携関係を持ち、お互いの知識、技術、情報、意見を提供し合い、患者がより最適な治療、ケアを受けられるような環境づくりと患者を含めた個々の総合的なレベルアップをも視野にいれた活動になればと思っています。また、健康のために必要な情報を地域住民に発信することで健康意識を高め、生活習慣病の改善、予防、さらには心の健康まで幅広く関わりながら、住民、そして地域全体のQOL向上を目指した活動にしたいと思います。

1. 臨床ネットワーク
   - スムーズに患者を紹介し合える関係(信頼関係)づくり
   - 足りない面を補い合っての併用治療(必要に応じた連携、併用治療)
   - 症状に対して他の視点からの情報を得る
   - 連携治療における正確な情報交換(メール、FAXを効率よく利用)

2. 研究ネットワーク
   - 交流する場を設け、知識、技術の向上を目指す(情報交換、勉強会など)
   テーマを決めて勉強会を定期的に開く(メンバーが得意テーマで講義・外部から講師を依頼)

3. 情報発信ネットワーク
   - イベント講座(健康教育)
     地域住民を対象にした講座、ワークショップを開催
   - 医療ネットワークのホームページ作成
     当活動のPR、各分野からの健康情報発信、各施設からの情報発信、外部との交流、その他
   - 会報の作成(メンバーの各施設で配布)

(石橋建三)

こうして2004年の秋から実際に患者さんを紹介したりという、地域のホリスティク・ネットワーク医療が始まりました。単に、患者さんを紹介するだけではなく、医師や代替療法家同士の定期的な勉強会も開いています。第1回目の勉強会では、石橋さんが講師となり、ホリスティック医学についての勉強会をしました。

医師の代替療法に関する意識調査
　石橋さんはネットワーク作りをする上で、医師たちは「代替療法について、どう考えているのか」という意識調査をしてみたいと考えました。日本ホリスティック医学協会の常任理事もされている石橋さんは、ホリスティックな考えを持った医師とのコンタクトが多いため、一般の医師の意識を知りたいと思ったのです。今回地域ネットワークを組むことになった先生は、特に日本ホリスティック医学協会の会員ではなかったので、率直に一般の医師の意識について、いろいろと質問を投げかけてみました。

　そこから分かったことは、医師の中には「相補・代替医療という言葉すら知らない」という人から「ある程度実践している」というところまで、8段階ぐらいの幅があるのではということです。代替医療を必要と考えている医師の方たちは「西洋医学や漢方医療でも不十分と感じ、代替医療を学んでいるけれど何を選択して良いのか分からない」という方が多いのではないかということでした。

7 ◆今後の課題と展望

●一般的な医師は代替療法についてどのように考えているのか？

① 「相補・代替医療」という言葉すら聞いたことがない。

② 「相補・代替医療」という言葉は聞いたことがあるが、興味がないので内容は知らない。

③ 「相補・代替医療」という分野は知っているが、西洋医療で充分満足しているので、必要性を感じない。

④ 西洋医療の限界を感じているが、といって他に適当な治療があるとは思えない。

⑤ 西洋医療の限界を感じ、保険診療可能な漢方医学を学んでいるが、それ以外はあまり信用していない。

⑥ 西洋医療＋漢方医療でも不十分と感じ「相補・代替医療」をまなんでいるが、どれを選択したら良いのか分からない。

⑦ 西洋医療＋サプリメントなどの健康補助食品の利用程度ならしている。

⑧ 西洋医療＋漢方医療＋相補・代替医療(鍼灸、気功、カイロプラクティック、アロマテラピーなど)を実践している。

これから、地域ネットワーク作りをめざしたい方へ

　これから、自分の地域でネットワーク医療をと考えている方が、具体的に実行するためにはどのようにすすめたら良いのか、何に留意したらよいのか、石橋さんからアドバイスをいただきました。

①医師や他の療法家とネットワークを作る場合、自分のやっている療法について「凄く良い」ということだけではなく、客観的に「どういうもので、何に良いのか」を説明できることが大切。
②ネットワークを組む人を探し、アプローチする場合に、自分の考え方をしっかり持ち、ネットワークを組むことのメリットや今後の展開などを話すなど、プレゼンテーションをしっかりする。
③普通のネットワーク医療とホリスティック・ネットワーク医療の違いを理解しておく。
④医師が代替療法をどう捉えているかという現状も頭に入れておく。
⑤まずは、信頼関係をつくることを優先する。

　また、医師の中には「代替療法」のことは知っているけれど「代替療法家」のことは、よく分からないということがあるので、医師側への提案としては、代替療法家には幅があるということを理解していただき、どういう代替療法家を必要としているのかを見分ける目を持ってもらえると良いと石橋さんは言います。いざ、ネットワークやチームを作ろうと思ったときに医師が「代替療法家」を選ぶのは結構難しい。例えば、アロマセラピストでも美容から予防医学的なところまで、幅広い方向性を持った人がいて、差もあるので、そうした現状を理解し、どんなアロマセラピストとネットワークを組めばよいかを選択できる知識を目をもつ必要があるということです。

ネットワークでの代替療法家の役割

「チームやネットワークを組む場合、大切なことは、患者(クライアント)に与えられている条件と自分に与えられている条件の中で何ができるのか、自分の役割は何であるかを理解していることです。民間資格であっても国家資格であっても、自分の資格の範囲や役割の中で、できることを行えばいいので、資格がどうであるかは関係ないと思います」。もし、玄関を入った瞬間から、しゃべり続ける患者さんがいたとしても、その方にとっては必要なこと。そんな時には、治療院では受付が世間話を聞く役割になることがあるといいます。しかし、ホリスティック医療の現場では、そういうことも、必要なこと、石橋さんはそう考えています。

第2章で、現場の例をあげましたが、心療内科で患者さんに接する場合、治療の補完になったり、自分のセッションルームでクライアントさんに接する場合には予防医学的にケアをする立場に、また、ある病院では入院患者さん対象の講座・ワークショップという形でアロマテラピーを行う時もあります。アロマセラピストも場所によって求められることや役割が変化しているのが現状です。

最後に、石橋さんが地域のホリスティック・ネットワーク医療でやって行きたいことを伺いました。

「地域住民のQOL向上につなげていきたいです。とくに代替療法家はCure(治癒)の部分とCare(ケア)の部分の両方に関わる意識が必要。医師はどうしても治癒という結果を強く求められる立場であり、役割です。代替療法家としては治癒に直接関われなくても、QOLを上げていくという意識が大切。その意識を欠いてしまったら代替療法家としての存在価値はなくなってしまいます」。

〈取材協力〉
石橋建三
港北治療院院長。あん摩指圧マッサージ師、日本ホリスティック医学協会常任理事。

INFORMATION

●ホリスティック医療・代替療法関連機関＆団体

ホリスティック・チーム医療研究所／(有)ホリスティックヘルス情報室

〒107-0052　東京都港区赤坂 1-5-15　溜池アネックスビル 4 階
TEL 03-5572-8218　FAX 03-5572-8219
http://www.holisticmedicine.jp/

NPO 法人　日本ホリスティック医学協会

〒151-0051　東京都千駄ヶ谷 5-28-10　ドルミ第 2 御苑 306
TEL 03-3341-3418　FAX 03-3341-3416
http://www.holistic-medicine.or.jp/

(社)日本アロマ環境協会

〒104-0031　東京都中央区京橋 3-7-1　第一生命相互館 8 F
TEL 03-3538-0681　FAX 03-3538-0683
http://aromakankyo.or.jp/

カムネット／代替医療利用者ネットワーク

〒169-0075　東京都新宿区高田馬場 1-32-14　高田馬場 UK ビル 4F
TEL 03-3232-8971
http://camunet.gr.jp/

●アロマテラピー・精油についての最新情報収集に役立つサイト

PubMed
米国の無料文献検索サイト。キーワードを入れて検索することができ、論文の要旨などを見ることが可能。
http://www4.ncbi.nlm.nih.gov/PubMed/

医学中央雑誌
日本の有料文献検索サイト。無料体験版あり。
http://www.jamas.gr.jp/

International Journal Of Aromatherapy (Elsevier)
英国のアロマテラピー学術誌。記事の概要を無料で見ることができる。http://intl.elsevierhealth.com/journals/ijar/

アロマテラピー文献検索データベース
(社)日本アロマ環境協会の提供するページ。学術誌『アロマテラピー学雑誌』の論文要旨を見ることができる。
http://aromakankyo.or.jp/aeaj/activity/investigation/database.html

メディカルハーブリサーチ(グリーンフラスコ研究所)
ハーブや精油に関する文献が翻訳され、研究員の解説付きで紹介されている。
http://www.greenflask.com/lab/labresearch/labresearch.html

フィトンチッド文献データベース(フィトンチッド普及センター)
香料、香りについての文献を検索することができる。
http://www.phyton-cide.org/database.index.html

●取材・情報提供協力先

西八王子病院
　　　〒192-0151　東京都八王子市上川町2150
　　　TEL 0426-54-4551　http://www1.biz.biglobe.ne.jp/~n~hachi

赤坂溜池クリニック
　　　〒107-0052　東京都港区赤坂1-5-15 溜池アネックスビル5階
　　　TEL 03-5572-7821　http://www.holisticmedicine.jp

リトルハーバー
　　　代表　久保木み規（アロマセラピスト）
　　　TEL 03-5350-8576　E-mail siki@ss.iij4u.or.jp

港北治療院
　　　〒223-0065　神奈川県横浜市港北区高田東3-9-10-103
　　　TEL 045-531-9607　http://home.q08.itscom.net/i-seitai/

グリーンフラスコ研究所
　　　〒158-0083　東京都世田谷区奥沢5-41-12 ソフィアビル3F
　　　TEL 03-5483-7400　http://www.greenflask.com/lab/

グリーンフラスコアロマテラピースクール
　　　〒165-0024　東京都中野区松が丘1-10-13　（スクール事務局）
　　　TEL 03-3385-0068　http://www.bealltuinn.co.jp/

精油データ

　ホリスティック・チーム医療でアロマセラピストが安全面の確認に利用しやすいように、考えられる危険性、禁忌、薬物相互作用などの情報を多く盛り込みました。精油の作用等についてはメディカルアロマテラピーでの利用されているような成分上からの作用が中心に記載されています。危険性や禁忌については、できるだけ成分との照合ができるように調査しました。伝承的に言われているそれぞれの精油のエピソードや効果については、詳しい書籍が多数出ていますので、本書では省きました。お持ちの知識と、薬理作用等を照らし合わせながら、どう現場で精油を安全に、なおかつ有効に使うかをご判断ください。なお、安全性の詳細について深く知りたい場合には、参考文献にあげたものを参照いただければ、より、理解が深まるものと思います。

　また、本書を手に取った看護や介護の専門職の方の参考に、ケアに利用する場合にコスト面、安全面、患者・被介護者の好みなどから、経験的に使いやすいと思われる精油について、いくつか注釈を加えました。

●この精油データの見方
1、★印は主な成分以外に注目すべき成分
2、「危険性、禁忌」の「特になし」は「用法や用量を守って使用すれば特に危険はない」という意味。
3、光毒性と光感作に関しては違うものですが、文献によってばらつきがあることと、メカニズムが複雑なこと、成分が特定されないなど理由で、「光毒性」に統一して表記しました。いずれにしても太陽光に当たることに注意が必要です。
4、✚印は、価格的に安価で看護や介護ケアに取り入れやすい精油について示しました。

精油データ

アンジェリカ・ルート

学名……… *Angelica archangelica*
科名………セリ科
抽出部位…根
抽出方法…水蒸気蒸留法

主な成分…モノテルペン炭化水素：βフェランドレン、αフェランドレン
　　　　　★フロクマリン
主な作用…神経鎮静、消化促進、駆風、抗凝血
適応………不安、神経疲労、不眠

危険性……光毒性(強)
禁忌………皮膚に塗布後、紫外線に皮膚を曝してはいけない、妊娠中、糖尿病時に使用しない
薬物相互作用…光線過敏症を誘発する可能性のある薬物(サルファ剤、チアジド系利尿薬など)と併用しない。

土のような香りと若干の甘さがある。不安を鎮め再び生きる力を呼び戻してくれる。アンジェリカには根を蒸留したルートと種子を蒸留したシードがある。それぞれ、成分や香りが異なるので、確認すること。種子の精油は、使用量が少ないと興奮強壮作用がある。

イランイラン

学名……… *Cananga odorata*
科名………バンレイシ科
抽出部位…花
抽出方法…水蒸気蒸留法

主な成分…モノテルペンアルコール：リナロール
　　　　　セスキテルペン炭化水素：βカリオフィレン、ゲルマクレンD
主な作用…鎮痙、性的強壮、抗炎症、抗不安、精神安定

適応………不安、抑うつ、高血圧
危険性……特になし
禁忌………特になし
薬物相互作用…5-フルオロウラシルの経皮吸収を増大させる

甘く濃厚な香りは、疲労し鈍った感覚を呼び起こす助けになる。強いストレスや強い怒りが抑圧されているときには、押し込めたものを解放し、ゆったりした気分にしてくれる。イランイランには、蒸留時の留出順にEXTRA, No1, No2, No3の4つのグレードがあり、この4つをあわせたものをCOMPLETEという。最初に留出するEXTRAは香りが軽く、COMPLETEが苦手な人でも受け入れられる可能性がある。

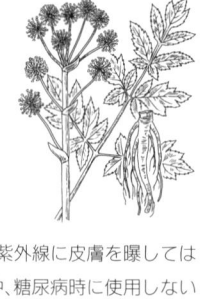

オレンジ・スィート

学名……… *Citrus sinensis*
科名………ミカン科
抽出部位…果皮
抽出方法…圧搾法

主な成分…モノテルペン炭化水素：リモネン
　　　　　★フロクマリン
主な作用…殺菌消毒、神経鎮静、鎮静
適応………消化不良、不安、神経衰弱
危険性……光毒性

禁忌………皮膚に塗布後、紫外線に皮膚を曝してはいけない
薬物相互作用…光線過敏症を誘発する可能性のある薬物(サルファ剤、チアジド系利尿薬など)と併用しない。

オレンジの香りは、子供から高齢者まで誰にでも親しまれる香り。慣れ親しんでいる香りなので、ほっとさせてくれる。元気がないとき、消化器系の不調があるときなどに使用。
♣看護・介護ケア…多くの人が好むので、足浴・室内芳香などに使いやすい。

カモミール・ローマン

学名……… *Anthemis nobilis*
科名………キク科
抽出部位…花
抽出方法…水蒸気蒸留法

主な成分…エステル：アンゲリカ酸イソブチル、アンゲリカ酸2-メチルブチル
　　　　　ケトン：ピノカルボン
主な作用…鎮痙、中枢神経系鎮静、抗炎症、抗寄生虫作用
適応………精神的ショック、抑うつ、不眠、腹痛、神経性喘息、生理関連のトラブル
危険性……特になし
禁忌………特になし

優しく、かつ力強い香りを持つ。希釈すると青りんごのような香りといわれている。強い鎮静作用を持つため心身ともに過敏な状態を落ち着けてくれる。

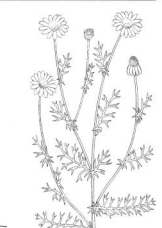

精油データ

カモミール・ジャーマン

学名……… *Matricaria chamomilla*
科名………キク科
抽出部位…花
抽出方法…水蒸気蒸留法

主な成分…セスキテルペン水素：ファルネセン、カマズレン、ファルネセンオキサイド：αビサボロールオキサイド

主な作用…抗アレルギー、抗炎症、抗痙攣、うっ血除去、ホルモン様

適用………皮膚のトラブル、消化器系の鎮静、ストレス、生理周期の乱れ

危険性……特になし

禁忌………特になし

精油はインクのような深い藍色をしている。カマズレンの色である。強い抗炎症作用を持つため、皮膚のトラブルなどに役立つ。

クラリセージ

学名……… *Salvia sclarea*
科名………シソ科
抽出部位…葉、花穂
抽出方法…水蒸気蒸留法

主な成分…エステル：酢酸リナリル
モノテルペンアルコール：リナロール、αテルピネオールなど
★ジテルペンアルコール：スクラレオール

主な作用…エストロゲン様、催淫、鎮痙、神経強壮

適応………無月経、少量月経、更年期症状、神経疲労

危険性……特になし

禁忌………妊婦中は使用しない。乳腺炎、ガン腫、特にホルモンに起因するガンは禁忌。

エステル類が60％～80％を占め、鎮静作用が非常に高い精油。張り詰めた神経の緊張感を緩める。集中力を要する時には使用を避ける。特有成分のスクラレオールはエストロゲン様作用があるため、月経やホルモンバランスに関連するトラブルに効果がある。

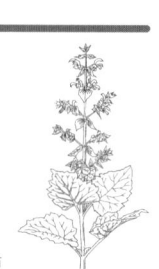

グレープフルーツ

学名……… *Citrus paradisi*
科名………ミカン科
抽出部位…果皮
抽出方法…圧搾法

主な成分…モノテルペン炭化水素：リモネン
　　　　　★ケトン：ヌートカトン
　　　　　★フロクマリン：ベルガプテン
主な作用…空気の殺菌
適応………部屋の空気清浄、食欲減退、精神疲労

危険性……光毒性(中)
禁忌………皮膚に塗布後、紫外線に皮膚を曝してはいけない
薬物相互作用…光線過敏症を誘発する可能性のある薬物(サルファ剤、チアジド系利尿薬など)と併用しない。

馴染み深いさわやかな香りが、心をほっとさせてくれる。また、心身の滞りを洗い流し、新たな活力を与えてくれる。

コリアンダー

学名……… *Corianodrum sativum*
科名………セリ科
抽出部位…種子
抽出方法…水蒸気蒸留法

主な成分…モノテルペンアルコール：リナロール、ゲラニオール
　　　　　モノテルペン炭化水素：γ-テルピネン、リモネン

主な作用…強壮、健胃、神経強壮、殺菌、抗ウィルス
適応………消化不良、風邪予防、疲労感
危険性……特になし
禁忌………特になし

スパイシーながら、甘さを含んだ柔らかな香りで、リラックス感を与えてくれ、古代から幸福のハーブと言われてきた。消化器系の働きを高める、活力を高め疲労回復に役立つ。

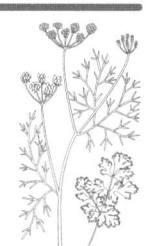

精油データ

サイプレス

学名………*Cupressus sempervirens*
科名………ヒノキ科
抽出部位…葉と枝
抽出方法…水蒸気蒸留法

主な成分…モノテルペン炭化水素：α-ピネン、δ-3-カレン
　　　　　セスキテルペン炭化水素：セドロール
主な作用…うっ滞除去、神経強壮、自律神経調整、抗菌

適応………むくみ、咳、神経過敏、疲労感
危険性……特になし
禁忌………乳腺炎、乳房に痛みを伴うしこりやはりがある場合

キプロス島の名前はこの木に由来。*Sempervirens* は「永遠の生命」という意味。収斂作用を持ち、体も心も引き締める。皮膚刺激のある δ-3-カレンを含むため高濃度で使わない(7)。
✚看護・介護ケア…デオドラント効果、引き締め効果があるので、足浴などに使用すると良い。

サンダルウッド

学名………*Santalum album*
科名………ビャクダン科
抽出部位…木部の芯材
抽出方法…水蒸気蒸留法

主な成分…セスキテルペンアルコール：α-サンタロール、β-サンタロール
　　　　　セスキテルペン炭化水素：サンタレン
主な作用…うっ滞除去、強心、神経鎮静

適応………冷え、心臓の調整、不安や緊張
危険性……特になし
禁忌………特になし

サンダルウッドはフランキンセンスとのブレンドがスピリチュアルな事柄や満月の儀式などに使われていた。穏やかで静かな香りが心を鎮め、地に足をつけ安定させてくれる。

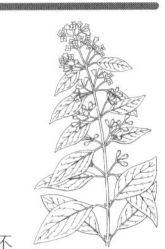

ジャスミン

学名……… *Jasinum officinale*
科名……… モクセイ科
抽出部位… 花
抽出方法… 溶剤抽出

主な成分… エステル：酢酸ベンジル、安息香酸ベンジル、酢酸フィトリル
モノテルペンアルコール：リナロール
★ケトン：ジャスモン

主な作用… 精神安定、精神強化、鎮静
適応……… 抑うつ、自信喪失、分娩促進

危険性…… 特になし（溶剤抽出なので、残留溶剤の可能性に配慮し、皮膚への塗布を避ける説もあるが、現在の抽出技術では、心配ないといわれる）
禁忌……… 妊娠中は使用しない、集中力を要する時の使用

甘く官能的な香り。イランイラン同様に疲労感で鈍ってしまった感覚を呼びもどす。抑うつ的な気分を明るくエネルギッシュにする。

ジュニパーベリー

学名……… *Juniperus communis*
科名……… ヒノキ科
抽出部位… 液果
抽出方法… 水蒸気蒸留法

主な成分… モノテルペン炭化水素：α-ピネン、ミルセン、β-ピネン
モノテルペンアルコール：テルピネン-4-オール

主な作用… 消化機能強壮・刺激促進、抗感染、鎮静、抗痙攣

適応……… 食欲不振、消化機能低下、むくみ、不眠
危険性…… 特になし
禁忌……… 特になし（妊娠中と腎臓疾患に対する禁忌が記述されている文献がある）

体液やエネルギーの停滞した流れをスムーズに戻す浄化の精油。ジュニパーの流産促進作用に関しては、ロバートティスランドらは、調査の結果、ジュニパー（*Juniperus communis*）は学名が似ているサビン（*Juipeurs Sabina*）との混同が誤解を招いていると述べている。腎臓疾患への禁忌も裏付ける根拠は発見できなかったが、ジュニパーのエタノール抽出液にラットに対しての流産促進作用が確認されていると述べている(1)。したがって、精油より、むしろお茶としての経口摂取のほうが注意が必要であると考えられる。ハーブの経口摂取に関しては、妊娠と急性や炎症を伴う腎臓病への禁忌が示されている(2)。ジュニパーの精油には枝と液果を蒸留したものと、液果のみを蒸留したものがある。伝統的にいわれているジュニパーの抗リウマチ、利尿作用は枝・液果を同時に蒸留したジュニパーブランチのほうがより効果が高いと思われる(3)。「ジュニパー」という品名のみの精油もあるので蒸留部位をよく確認することが必要。

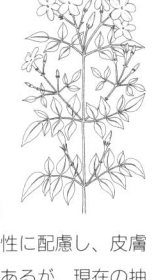

精油データ

ジンジャー

学名……… *Zingiber officinale*
科名………ショウガ科
抽出部位…根茎
抽出方法…水蒸気蒸留法

主な成分…セスキテルペン炭化水素：ジンジベレン、β-セスキフェランドレン、クルクメン
モノテルペン炭化水素：β-フェランドレン

主な作用…消化器強壮、健胃、駆風、性的強壮、鎮痛
適応………食欲不振、消化不良、便秘
危険性……特になし
禁忌………特になし

ショウガは時代や文化を越えて、万能薬として利用され続けている。停滞した心身の機能を回復させ、新陳代謝や消化力を高める。

ゼラニウム(ブルボン)

学名……… *Pelargonium graveolens*
科名………フウロソウ科
抽出部位…葉、花
抽出方法…水蒸気蒸留法

主な成分…モノテルペンアルコール：シトロネロール、ゲラニオール、リナロール
ケトン：メントン、イソメントン
主な作用…鎮痙、抗炎症、収斂、鎮痛、抗菌、抗真菌、消化機能増進

適応………肌荒れ、その他の皮膚トラブル、動揺や不安
危険性……特になし
禁忌………特になし

精油成分がローズに似ている。力強く甘い香りが疲労感を緩和。皮膚に対し様々な効果がある。ゼラニウムは産地により、ブルボン、エジプト、コルシカ、チャイナなどがあり、若干、成分と香りに違いがある。
✚看護・介護ケア…病院や施設内では、高齢者やストレスの強い人などゼラニウムの香りを好む人が多いので、スプレー、化粧水、クリームなどにして、日常のスキンケアなどに使用するのも良い。

ティートリー

学名………　*Melaleuca alternifolia*
科名………　フトモモ科
抽出部位…　葉
抽出方法…　水蒸気蒸留法

主な成分…モノテルペンアルコール：テルピネン-4
-オール
モノテルペン炭化水素：γ-テルピネン、
α-テルピネン
主な作用…抗感染、抗菌、抗真菌、抗ウィルス、殺菌消毒、抗炎症、免疫機能刺激促進、神経強壮
適応………風邪、水虫その他の感染症、神経疲労
危険性……特になし
禁忌………特になし

強力な抗菌作用、消炎作用や神経強壮作用を持ちながらも安全に使用できる。
✚看護・介護ケア…スプレーや芳香浴による空気清浄、足浴、ミツロウ軟膏など、多様な使い方ができる。

ネロリ

学名………　*Citrus aurantium*
科名………　ミカン科
抽出部位…　花
抽出方法…　水蒸気蒸留法

主な成分…モノテルペンアルコール：リナロール
モノテルペン炭化水素：リモネン、β-
ピネン
エステル：酢酸リナリル、酢酸ゲラニル
主な作用…神経強壮、抗うつ、抗菌、消化促進、血圧降下
適応………抑うつ、精神疲労、分娩時の緊張
危険性……特になし
禁忌………特になし

さわやかで力強く明るいオレンジの花の香りは、ショックな出来事による精神的な疲弊などに効果的。

パイン

学名……… *Pinus sylvestris*
科名……… マツ科
抽出部位… 葉
抽出方法… 水蒸気蒸留法
主な成分… モノテルペン炭化水素：α-ピネン、δ-3-カレン、リモネン
主な作用… コーチゾン様、強壮刺激促進、神経強壮、抗感染
適応……… 精神疲労、呼吸器系の不調、筋肉のこり、関節の痛み
危険性…… 特になし
禁忌……… 特になし

フレッシュでスパイシーな香りは呼吸を深くし、疲労した心身のエネルギー回復を助ける。空気清浄、呼吸器系の不調改善に役立つ。スコッチパイン（ヨーロッパアカマツ）と呼ばれるものが一般的。モノテルペン類を80〜90％含むため森林浴効果が期待できる。皮膚刺激のあるδ-3-カレンを含むため高濃度で使わない(7)。

✚看護・介護ケア… 松の香りなので高齢者にとっても親しみやすい香り。スプレー、芳香浴、足浴などリフレッシュに使用。

バジル・スィート

学名……… *Ocimum basilicum*
科名……… シソ科
抽出部位… 葉、花穂
抽出方法… 水蒸気蒸留法
主な成分… フェノールエーテル：メチルカビコール（エストラゴール）、メチルオイゲノール
モノテルペンアルコール：リナロール
主な作用… 強力な鎮痙、神経調整、鎮痛、抗感染、うっ滞除去
適応……… 便秘、消化不良ほか消化器系の不調、不安、抑うつ、痙攣に関する症状
危険性…… 長期使用による肝臓毒性、高濃度使用による神経毒性、皮膚刺激
★フェノールエーテルの作用特性による
禁忌……… カンファータイプは子供、妊婦に使用しない、チモールタイプは使用しない。ガン患者への使用を避ける。

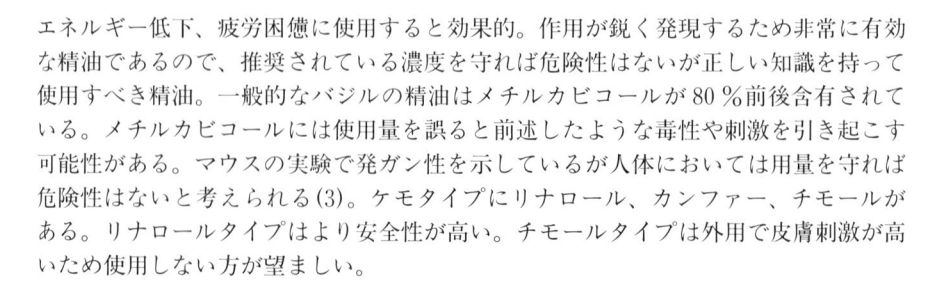

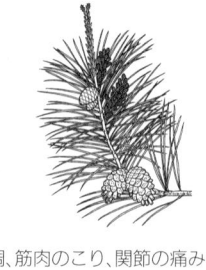

エネルギー低下、疲労困憊に使用すると効果的。作用が鋭く発現するため非常に有効な精油であるので、推奨されている濃度を守れば危険性はないが正しい知識を持って使用すべき精油。一般的なバジルの精油はメチルカビコールが80％前後含有されている。メチルカビコールには使用量を誤ると前述したような毒性や刺激を引き起こす可能性がある。マウスの実験で発ガン性を示しているが人体においては用量を守れば危険性はないと考えられる(3)。ケモタイプにリナロール、カンファー、チモールがある。リナロールタイプはより安全性が高い。チモールタイプは外用で皮膚刺激が高いため使用しない方が望ましい。

パチュリ

学名………*Pogostemon cablin*
科名………シソ科
抽出部位…葉
抽出方法…水蒸気蒸留法

主な成分…セスキテルペンアルコール：パチュリアルコール
セスキテルペン炭化水素：パチュレン、β-カリオフィレン

主な作用…強壮刺激、消化促進、うっ滞除去、抗炎症、組織再生、防虫

適応………抑うつ、にきび、乾燥肌、皮膚のひび割れ、食欲不振
危険性……特になし
禁忌………特になし

豊かな土を思わせる香りの中に甘さがある。気持ちを落ち着かせ地に足をつけて力を取り戻すことを助ける。うっ滞除去、抗炎症、組織再生などスキンケアに有効な作用を持つ。

ファー（ヨーロッパモミ）

学名………*Abies alba*
科名………マツ科
抽出部位…葉
抽出方法…水蒸気蒸留法

主な成分…モノテルペン炭化水素：α-ピネン、カンフェン、リモネン
エステル：酢酸ボルニル

主な作用…殺菌消毒、抗カタル

適応………呼吸器系の不調、部屋の空気浄化、精神疲労
危険性……特になし
禁忌………特になし

クリアですがすがしく、パインに似ているがより柑橘様の香りが強い。呼吸を深くし緊張して固まった心身をリラックス・リフレッシュさせる。
✚看護・介護ケア…パイン同様、森林浴系で日本人にはなじみがあり、高齢者にも好まれる香り。スプレー、室内芳香、足浴などに。

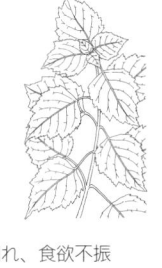

精油データ

フェンネル・スィート

学名……… *Foeniculum vulgare*
科名………セリ科
抽出部位…種子
抽出方法…水蒸気蒸留法

主な成分…フェノールエーテル：トランス-アネトール、メチルカビコール（エストラゴール）
　　　　　ケトン：ファンコン
主な作用…エストロゲン様、通経、催乳、鎮痙、精神活性、駆風、健胃
適応………月経のトラブル、更年期症状、消化器系のトラブル全般
危険性……長期使用による肝臓毒性、高濃度使用による神経毒性、皮膚刺激

★フェノールエーテルの作用特性によるエストロゲン様作用による子宮への刺激
★トランス-アネトールの作用特性による皮膚炎の増悪

禁忌………子供、妊婦への使用はしない、癲癇が疑われる時の使用を避ける。

生理不順、無月経など、また、便秘の改善に役立つ。作用が鋭く皮膚刺激もあるため、濃度には注意が必要。トランス-アネトールの作用特性から、「子宮内膜症、前立腺肥大、エストロゲン依存性ガン、肝臓疾患、アルコール中毒症、アセトアミノフェン製剤服用中の場合は、経口摂取を避けるのが望ましい」(1) という見解がある。前述のような状態の場合は特別な理由がない限りはリスクを避けるために使用しないのが望ましい。

プチグレン

学名……… *Citrus aurantium*
科名………ミカン科
抽出部位…未熟な果実、枝、葉
抽出方法…水蒸気蒸留法

主な成分…エステル：酢酸リナリル
　　　　　モノテルペンアルコール：リナロール、α-テルピネオール
主な作用…神経平行回復、鎮痙、抗炎症、抗感染

適応………抑うつ、不安、緊張、疲労・体力消耗時
危険性……特になし
禁忌………特になし

ネロリが明るく高揚感がある香りに対し、落ち着いた香り。ストレスを和らげるのに利用される。

✚看護・介護ケア…シトラスとウッディな香りであるため日本人の好むテイスト。ストレスに良いので、マッサージや睡眠前の芳香浴などに良い。

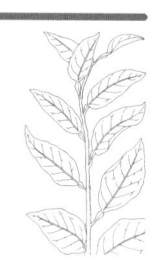

ブラックペッパー

学名········ *Piper nigrum*
科名········コショウ科
抽出部位···果実
抽出方法···水蒸気蒸留法

主な成分···セスキテルペン炭化水素：β-カリオフィレン、α-フムレン、β-ビサボレンなど
モノテルペン炭化水素：α-ピネン、β-ピネン
主な作用···抗カタル、去痰、各種消化液分泌刺激、鎮痛、解熱

適応········消化機能低下、風邪（痰、発熱）、歯痛、筋肉や関節の痛み
危険性······多量使用による腎臓への負担、皮膚刺激が疑われる
禁忌········特になし

刺激的な香りをもつ。消化器系の働きを促進し、からだを温め新陳代謝を高める。心身の疲労や停滞感、冷えを感じた時に、熱感覚と活力を取り戻す助けになる。腎臓への負担を引き起こす成分について特定されないが、複数の文献に記載がみられる。皮膚刺激は微量にアルデヒドやフェノールエーテル、δ-3-カレンが含まれるためと思われる。植物油等で濃度を守って希釈すれば安全であると考えられる。

フランキンセンス

学名········ *Boswellia carteri*
科名········カンラン科
抽出部位···樹脂
抽出方法···水蒸気蒸留法

主な成分···モノテルペン炭化水素：α-ピネン、フェランドレン、パラシメン
主な作用···免疫機能刺激促進、抗カタル、去痰、抗うつ

適応········心身の疲労、抑うつ、呼吸器系の不調
危険性······特になし
禁忌········特になし

古代エジプトでは、太陽神ラーを称えるために日の出にこの樹脂を香として焚いた。スパイシーでウッディな香り。呼吸を深くしエネルギーを回復、抑うつ的な気分を払拭する。

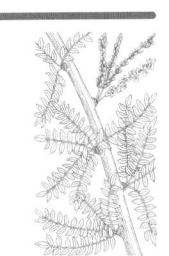

ベチバー

学名……… *Vetiveria zizanioides*
科名………イネ科
抽出部位…根
抽出方法…水蒸気蒸留法

主な成分…セスキテルペンアルコール：ベチベロール
　　　　　セスキテルペン炭化水素：ベチベン
主な作用…強壮、消毒、鎮静

適応………緊張、疲労感、にきび
危険性……特になし
禁忌………特になし

土のような独特の香り。ストレスや緊張感に効果があり、安心して感情を開放できる状態へ導く。

ペパーミント

学名……… *Mentha piperita*
科名………シソ科
抽出部位…葉、花穂
抽出方法…水蒸気蒸留法

主な成分…モノテルペンアルコール：l-メントール
　　　　　ケトン：メントン、イソメントン
　　　　　★ d-プレゴン
主な作用…強壮刺激、神経強壮、鎮痛、抗感染、殺菌、殺ウィルス
適応………消化機能低下、頭痛、精神疲労

危険性……高濃度で使用した場合の粘膜刺激性、経口摂取した場合の神経毒性
禁忌………心臓疾患を持つ人、妊娠中、授乳中の使用を避ける、乳幼児への使用を避ける。
薬物相互作用…ペパーミントはインドメタシンや塩酸モルヒネの経皮吸収を増大させる。

すっきりした中に甘みがあり多くの人がなじんでいる香り。気分をリフレッシュし、頭痛や吐き気などに素早く鋭い効果を発揮する。冷感を感じるので、全身浴や粘膜、眼の近くに高濃度で使用しない。ロバート・ティスランドは、メントールが心房細動に影響することから、心臓疾患をもつ人への使用を禁忌としている(1)。
✚看護・介護のケア…清涼感のある香りなので、気分のリフレッシュに利用しやすい。スプレーや芳香浴、軟膏として。

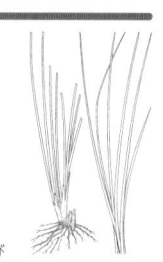

ベルガモット

学名………*Citrus bergamia*
科名………ミカン科
抽出部位…果皮
抽出方法…圧搾法

主な成分…エステル：酢酸リナリル
　　　　　モノテルペン炭化水素：リモネン
　　　　　モノテルペンアルコール：リナロール
　　　　　★フロクマリン：ベルガプテン
主な作用…神経鎮静、鎮痙、抗感染、健胃
適応………食欲不振、動揺、不眠、かゆみ

危険性……光毒性(強)
禁忌………外用直後、紫外線にあたらない。
薬物相互作用…光線過敏症を誘発する可能性のある薬物(サルファ剤、チアジド系利尿薬など)と併用しない。

柑橘系の精油の中でも、エステルが豊富で、単に明るいだけではなく、体の奥から緊張感が解放されて、感性が開かれていくような深みのある香り。ベルガプテンのほか数種のフロクマリン類が含まれているので、非常に強い光毒性を示すことがわかっている。ラットの実験で紫外線によって発ガン作用を発揮することが示されている。蒸留の過程でフロクマリンを除去したベルガモットFCF(フロクマリンフリー)の精油もある。

✚看護・介護ケア…好まれる香りなので、芳香浴、足浴などでの使用に人気がある。

ベンゾイン

学名………*Styrax benzoin*
科名………エゴノキ科
抽出部位…樹脂
抽出方法…溶剤抽出法

主な成分…エステル：安息香酸コンフィニル、安息香酸シンナミル
　　　　　有機酸：安息香酸、ケイ皮酸
主な作用…瘢痕形成、鎮静、去痰、抗カタル
適応………乾燥、しもやけなど皮膚トラブル、抑うつ、呼吸器のカタル症状
危険性……特になし
禁忌………特になし

安息香とも呼ばれている。バニラのような甘さの中にスパイシーな温かさを感じる香りは、ホッとする安心感を与え、気分を明るくする。この精油は粘度が高いため、通常、使いやすいようにエタノールなどで希釈され、販売されている。希釈度などが明記されていることを確認し、購入する。

精油データ

マジョラム・スイート

学名……… Origanum majorana
科名……… シソ科
抽出部位… 葉、花穂
抽出方法… 水蒸気蒸留法

主な成分… モノテルペンアルコール：テルピネン-4
-オール、α-テルピネオール
モノテルペン炭化水素：γ-テルピネン、
パラシメン、サビネンなど
セスキテルペン炭化水素：β-カリオフィレン

主な作用… 神経強壮、強力な副交感神経強壮(血圧低下、血管拡張、鎮静)、鎮痛、抗感染
適応……… 強いストレス、不安、動揺、不眠、筋肉の緊張緩和、呼吸器の感染予防
危険性…… 特になし
禁忌……… 妊娠中の使用は避ける

甘さとスパイシーさを感じさせる微妙な香り。疲労感が強い時は、甘く心地よい香りに感じる。テルピネン-4-オールの副交感神経強壮作用により、各種自律神経系の不調に有効。

マンダリン

学名……… Citrus reticulata
科名……… ミカン科
抽出部位… 果皮
抽出方法… 圧搾法

主な成分… モノテルペン炭化水素：リモネン、γ-テルピネン、α-ピネン
★フロクマリン
★窒素化合物類：N-メチルアントラニレート、ジメチルアントレニレート
主な作用… 中枢神経系の調整、鎮静、消化促進

適応……… 不眠、興奮、消化不良
危険性…… 光毒性
禁忌……… 外用直後紫外線に当たらない。
薬物相互作用… 光線過敏症を誘発する可能性のある薬物(サルファ剤、チアジド系利尿薬など)と併用しない。

中枢神経系に作用するため、神経過敏や不安、不眠の改善に重宝される。柑橘系の中でも、繊細で苦味のある特徴的な香りを持っているため、好き嫌いがある。少量しか含有していないが、窒素化合物が抗不安特性をもつといわれている。

ミルラ

学名………… *Commiphora myrrha*
科名………… カンラン科
抽出部位…… 樹脂
抽出方法…… 水蒸気蒸留法

主な成分… セスキテルペン炭化水素：δ および β-
エレメン、α-コパエン
ケトン：メチルイソブチルケトン

主な作用… 抗感染、抗ウィルス、
抗炎症、癒傷、ホルモン様
適応………… 下痢、床ずれ、月経不順
禁忌………… 妊娠中の使用を避ける

古代エジプトでは、フランキンセンス同様、太陽神ラーへ捧げる薫香として焚かれていた。ミイラ作りに利用されたといわれている。皮膚に対し、乾かす作用があるといわれており、化膿性の皮膚疾患に効果的。コパエンにホルモン様作用があると考えられる(5)。

メリッサ（レモン・バーム）

学名………… *Melissa officinalis*
科名………… シソ科
抽出部位…… 葉、花穂
抽出方法…… 水蒸気蒸留法

主な成分… アルデヒド：ゲラニアール、ネラール、
シトラール、シトロネラール
モノテルペンアルコール：リナロール、
ゲラニオール
セスキテルペン炭化水素：β-カリオフィレン

主な作用… 神経鎮静、催眠、血圧
降下、抗炎症、消化促進
適応………… 不眠、抑うつ、神経過敏、消化不良
危険性…… 高濃度で使用した場合のホルモン様作用
★シトラールの作用特性による(1)
禁忌………… 妊娠中、緑内障の人に高濃度で使用しない。

レモンのさわやかさに蜂蜜の甘さが加わった香り。神経過敏を鎮め安心感を与える。非常に強い香りなので、少量の使用で強力な効果が得られる。ショックやパニック、神経が高ぶっている時、恐怖感がある時など精神面に利用するのがよい。メリッサに含まれるシトラールは高濃度で塗布した場合や経口摂取した場合にホルモン様作用を引き起こしたり、眼圧をあげるという報告がされている(1)。通常アロマテラピーで使用される濃度では影響はないと思われるが、あえて、妊婦や緑内障の人に使う必要はないと思われる。他のもので代用を考えるのが望ましい。ゲラニアールやネラールが主成分であるが、産地によってはシトラール、シトロネラールで40％以上を占めるものがある(6)。

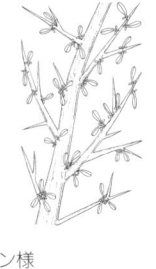

精油データ

ユーカリ

学名……… *Eucalyptus globulus*
科名………フトモモ科
抽出部位…葉、枝
抽出方法…水蒸気蒸留法

主な成分…オキサイド（酸化物）：1-8シネオール
モノテルペンアルコール：α-ピネン、リモネン
セスキテルペン炭化水素：アロマデンドレン
セスキテルペンアルコール：グロブロール
主な作用…抗カタル、去痰、抗菌
適応………呼吸器系の不調、風邪、偏頭痛

危険性………特になし
禁忌…………乳幼児、妊娠中、授乳中の使用を避ける。
薬物相互作用…ニコチン、5-フロオロウラシルの経皮吸収を増大させる。肝解毒作用を誘導するため、他の薬物の効果を減弱したり、作用時間を短縮する可能性がある。

鼻づまりを素早く解消したり、風邪予防などに効果的。感情や思考の滞りも刺激しリフレッシュさせる。1-8シネオールが主成分の *Eucalyptus globulus* は特に神経毒やホルモン様作用は考えられないが、*Eucalyptus dives* はケトン類が、*Eucalyptus citriolora* はアルデヒド類が多くなるので、妊娠中や授乳中は避ける必要があると思われる。学名の確認が必要。

ラバンサラ

学名……… *Ravensara aromatica*
科名………クスノキ科
抽出部位…葉部
抽出方法…水蒸気蒸留法

主な成分…オキサイド（酸化物）：1-8シネオール
モノテルペン炭化水素：αまたはβ-ピネン、サビネン
モノテルペンアム：α-テルピネオール
主な作用…抗感染、抗ウィルス、去痰、神経強壮
適応………呼吸器系の不調、風邪、不眠、精神疲労、抑うつ、筋肉疲労

危険性………特になし
禁忌…………特になし
薬物相互作用…肝解毒作用を誘導するため、他の薬物の効果を減弱したり、作用時間を短縮する可能性がある。

ユーカリに似た香りを作用を持つほかに、神経強壮、安定作用があり不眠に利用。疲労蓄積で免疫低下している時に効果的。*Ravensara anisata* はメチルカビコールなどを高濃度で含有しているので、アロマテラピーの使用を薦められていない。アニサータの方は、一般に入手できないと思うが、ラバンサラを入手する際には、学名を確認のこと。

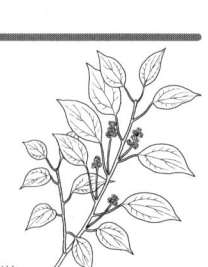

ラベンダー（真正ラベンダー）

学名……… *Lavandula angustifolia*
科名………シソ科
抽出部位…葉、花穂
抽出方法…水蒸気蒸留法

主な成分…エステル：酢酸リナリル
モノテルペンアルコール：リナロール、ラバンデュロールほか
モノテルペン炭化水素：α-テルピネン、β-オシメン、α-フェランドレンほか

主な作用…鎮痙、神経鎮静、抗炎症、鎮痛、癒傷
適応………不安、不眠、皮膚トラブル（やけど、傷、かゆみなど）
危険性……特になし
禁忌………特になし

多様な効果を持ち、アロマテラピーでは最も多く利用される精油。緊張が強いときにはリラックス、疲労している時には元気付け、心身のバランスをとる働きをする。一般名で「ラベンダー」といった場合、*Lavandula angstifolia* をさすことが多く他の *Lavandula* の精油と区別するために「真正ラベンダー」と呼ぶ場合もある。*Lavandula* の精油には、いくつかの種類があるので、学名確認の必要がある。特に *Lavandula stoechas* は、神経毒性のあるケトンが高い割合で含まれているので、扱いには注意が必要。

✚看護・介護ケア… 皮膚トラブルから神経系のバランス、リラックス作用など幅広い適用性があるので、ファーストチョイスとして選びたい。不眠解消のために芳香浴や枕元に1滴たらしたティッシュやハンカチを置くなど。

精油データ

レモン

学名……… *Citrus limon*
科名………ミカン科
抽出部位…果皮
抽出方法…圧搾法

主な成分…モノテルペン炭化水素：リモネン、β-
　　　　　ピネン、γ-テルピネン
　　　★アルデヒド：シトラール
　　　★フロクマリン：ベルガプテン
主な作用…抗菌、健胃、消化促進
適応………空気清浄、消化器系の不調

危険性……光毒性(中)
禁忌………外用直後、紫外線にあたらない。
薬物相互作用…光線過敏症を誘発する可能性のある
　　　　　　薬物(サルファ剤、チアジド系利尿
　　　　　　薬など)と併用しない。

レモンも他の柑橘系の精油同様、消化器系の不調に効果を発揮する。香りが馴染みやすいので、空気清浄や室内芳香として利用しやすい精油。ベルガプテンのほか数種類のフロクマリン類が含まれている。ベルガモット同様、ベルガプテンの光によって誘発される、発ガン作用が懸念されるので、塗布直後に使用部位を紫外線に曝さないように注意すること。ビタミンCの働きを補強するビタミンP様作用があるといわれている。毛細血管を強める、免疫力を向上させるなどの効果も期待できる。解毒、新陳代謝を促すのに適した精油。
✚看護・介護ケア…空気清浄や消化器系不調を整えるのに、芳香浴などで使用。

レモングラス

学名……… *Cybopogon citratus*
科名………イネ科
抽出部位…葉、茎
抽出方法…水蒸気蒸留法

主な成分…アルデヒド：シトラール
　　　　　モノテルペン炭化水素：リモネン
主な作用…鎮静、血管拡張、消化機能強壮、抗炎症
適応………筋肉の緊張、消化機能低下、神経過敏

危険性……高濃度で使用した
　　　　　場合のホルモン様作用、皮膚刺激性
　　　★シトラールの作用特性による(1)
禁忌………妊娠中、緑内障の人に高濃度で使用しない。

緊張が引き起こす様々な症状、特に肩こりなどに有効。レモン様の強く刺激的な香りが疲労感を払拭する。レモングラスに含まれるシトラールは「高濃度で塗布した場合や経口摂取した場合にホルモン様作用を引き起こしたり、眼圧をあげる」という報告がされている(1)。通常アロマテラピーで使用される濃度では影響はないと思われるが、あえて、妊婦や緑内障の人に使う必要はないと思われる。他のものでの代用を考えるのが望ましい。また、シトラールが70％あまり含まれているが、リモネンとの共存で皮膚刺激性が減じているので、レモングラス精油自体は適量を守れば問題ないと思われる(1)。

ローズ・オットー

学名……… Rosa damascena
科名……… バラ科
抽出部位… 花
抽出方法… 水蒸気蒸留法

主な成分… モノテルペンアルコール：シトロネロール、ゲラニオール、ネロール
芳香族アルコール：フェニルエチルアルコール
炭化水素：ノナデカン
窒素化合物類：ダマセノン

主な作用… 神経強壮、収斂、癒傷
適応……… 抑うつ、自信喪失、皮膚（収斂、老化防止）
危険性…… 特になし
禁忌……… 特になし

精油の女王といわれるローズ。抑うつ状態で外に向かって心が閉じてしまった時に助けになる。皮膚の柔軟性を回復してくれるのでスキンケア等に使用。ローズオットーにはロウ成分が含まれているので、16度以下でかたまる。

ローズウッド

学名……… Aniba rosaeodora
科名……… クスノキ科
抽出部位… 木部の芯材
抽出方法… 水蒸気蒸留法

主な成分… モノテルペンアルコール：リナロール、α-テルピネオール
主な作用… 抗菌、抗真菌、抗ウィルス、強壮刺激
適応……… 抑うつ、過労、呼吸器系（感染症の予防、抗炎症）、皮膚（スキンケア）

危険性…… 特になし
禁忌……… 特になし

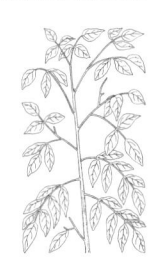

ウッディーな中に甘さとスパイシーさをもつ。疲弊した心身の生命エネルギーを回復させるのに役立つ。

精油データ

ローズマリー

学名……… *Rosmarinus officinalis*
科名………シソ科
抽出部位…葉、花穂
抽出方法…水蒸気蒸留法

主な成分…モノテルペン炭化水素：α-ピネン
　　　　　ケトン：カンファー、ベルベノン
　　　　　オキシド(酸化物)：1-8 シネオール
主な作用…中枢神経系機能亢進、消化器系機能調整、血液循環促進または、ケモタイプにより異なる

・シネオールタイプ(シネオール 50〜70％)：去痰、殺菌
・カンファータイプ(カンファー 15〜30％)：神経筋への作用、消化促進、少量→強壮、安全範囲で多く使用した場合→リラックス、筋肉弛緩
・ベルベノンタイプ(ベルベノン 15〜35％)：粘液溶解、鎮痙、内分泌、神経系のバランス回復

適応………消化器系機能低下、関節炎、筋肉痛、精神疲労など、ケモタイプにより異なる

・シネオールタイプ：呼吸器系の不調
・カンファータイプ：筋肉痛、痙攣、消化不良
・ベルベノンタイプ：呼吸器系の不調、抑うつ、神経疲労

危険性……神経毒性(カンファー)
禁忌………
・シネオールタイプ：乳幼児、妊娠中、授乳中の使用を避ける(ユーカリの項を参照)
・カンファータイプ：乳幼児、妊娠中、授乳中、癲癇が疑われる時の使用を避ける
・ベルベノンタイプ：肝臓が敏感な人、乳幼児、妊婦

薬物相互作用…シネオールタイプ：肝解毒作用を誘導するため、他の薬物の効果を減弱したり、作用時間を短縮する可能性がある。

ケモタイプにより香りが異なるが共通して鋭くクリアな香り。昔から魔除けや浄化の力を持つとされ、心身に刺激を与え、滞った流れを回復する力がある。数種のケモタイプにより成分比、効果、禁忌が違ってくるので、購入時にどのタイプのローズマリーかを確認すること。

●精油中の有機化合物一覧

分類	細分	主な共通作用	主な化合物名	毒性など
炭化水素	モノテルペン	消毒、殺菌、抗ウイルス、抗炎症、うっ滞除去、強壮	リモネン、ピネン、フェランドレン、カンフェン等	モノテルペンの酸化物は刺激性を有する
	セスキテルペン	消毒、抗菌、抗炎症、抗アレルギー、鎮静、鎮痛、鎮痙	カマズレン、パチュレン、ビサボレン、ファルネセン等	
アルコール	モノテルペンアルコール	抗感染、抗ウイルス、抗菌、免疫賦活、強壮、バランス回復、精神高揚、温感	ボルネオール、ネロール、シトロネロール、リナロール、テルピネオール、ゲラニオール等	
	セスキテルペンアルコール	抗炎症、刺激、強壮	ネロリドール、ビサボロール、サンタロール、セドロール等	
	ジテルペンアルコール	ホルモン様	スクラレオール（エストロゲン様）	
フェノール	フェノール	消毒、防腐、抗感染、殺菌、免疫賦活、神経刺激	カルバクロール、オイゲノール、チモール等	肝毒性、皮膚・粘膜刺激
	フェノールエーテル		アネトール、メチルカビコー等	神経毒性
アルデヒド		抗感染、抗炎症、強壮、血管拡張、降圧、神経鎮静、解熱	シトラール、シトロネラール、ゲラニアール、ネラール等	皮膚刺激性
ケトン		鎮静、粘液溶解、鎮痛、消化、癒傷促進	メントン、カンファー、ベルベノン、ピノカンフェン	神経毒性 流産
エステル		抗真菌、抗炎症、鎮痙、神経鎮静または強壮	酢酸リナリル、錯乱ベンジル、サリチル酸メチルなど	サリチル酸メチル
オキサイド（酸化物）		抗カタル、去痰、抗ウイルス	シネオール、ビサボロールオキサイド、ローズオキサイド等	皮膚刺激性
ラクトン、クマリン	ラクトン	粘液溶解、去痰、解熱	アキリン、アラントロラクトン等	神経毒性 アレルギー反応
	クマリン	抗凝固、降圧、精神高揚、鎮静	クマリン、エスクラチン、ジヒドロクマリンなど	皮膚感作性 光毒性
	フロクマリン	抗真菌、抗ウイルスを持つものがある	ベルガプテン、ベルガプトール、ソラレン	ベルガプテン（光によるがん誘発）

参考文献

(1) ロバートティスランド著『精油の安全性ガイド』フレグランスジャーナル社
(2) メディカルハーブ広報センター監修『メディカルハーブ安全性ハンドブック』東京堂出版
(3) ロジェ・ジャロア、ダニエル・ペノエル、ピエール・フランコム著『フランスアロマテラピー大全　上・中・下』フレグランスジャーナル社
(4) スー・クラーク著『アロマテラピー・精油の中の分子の素顔』じほう
(5) 『ケモタイプ精油事典』ナード・ジャパン
(6) 鳥居鎮夫編集『アロマテラピーの科学』朝倉書店
(7) ジョイ・ボウルズ著『エッセンシャルオイル・効能と療法』産調出版

あとがき

　アロマセラピストとして仕事を始めてから10年になりますが、医師の治療を受けながらも自分でアロマテラピーサロンを探してリラクセーションのために訪れるクライアントさんたちに出会ってから、アロマテラピーの代替・補完療法的な役割とニーズを強く感じるようになりました。その後、縁があって1997年よりホリスティック医療を実践している赤坂溜池クリニックの連携機関であるホリスティックヘルス情報室のスタッフとして、医療との連携の元、ストレスを抱える患者さんたちに施術をする機会を得ました。
　年を追うごとに、医療機関や福祉施設などからアロマテラピーへの関心の声が寄せられ、アロマセラピスト側からも「もっと社会的な活動をしたいがどうしたらよいか」という相談が増えてきました。そのような中で、自分自身や仲間のアロマセラピストの方々、そして、ホリスティックヘルス情報室や赤坂溜池クリニックでの取り組みをまとめて、そうした方々に伝えることができればと思い、本書の執筆を構想することとなりました。
　医療現場が従来の状況から、ホリスティック医療や統合医療といった新しい形に移項するには、時間が必要であり、今は過渡期にあると思います。本書で紹介したものは、まだ発展段階のホリスティック・チーム医療を創造するための方向性を示したに過ぎませんが、本書を手にとって下さった皆さんにとって、何かの糸口になればと思います。
　せっかく、チャンスを得ても理想と違うと嘆き、現場を離れるア

あとがき

ロマセラピストも見受けられます。この分野においては、理想の場所は今のところ、ないといっても過言ではないでしょう。しかし、新しいことを推進していく場合、ビジョンと社会性が必要であり、そのバランスをどう保ち維持していくかということが、アロマセラピストとして医療現場で活動できるかどうかのポイントです。必要としている患者さん、クライアントさん、そして仲間がいる限り、少しずつでも理想に近づけていくことは可能であるし、そのための情報は現場にあります。そして、歩みは遅くても、やり続けることが大切だと思うのです。

　本書の執筆にあたっては、多くの方々にご協力をいただきました。ホリスティック・チーム医療の構築をめざして先進的な活動を続けている降矢英成氏には多大なるご協力とご指導をいただきました。また、林真一郎氏からは薬剤師と植物療法の立場から精油に関して、石橋建三氏よりホリスティック・ネットワーク医療について、久保木み規さんよりアロマセラピストの活動現場について、西八王子病院からは院内でのアロマテラピー実践について、それぞれ貴重な情報をご提供いただきました。また、いつも、アロマセラピストのためのホリスティック・チーム医療研究会の講師を快く引き受けてくださる赤坂溜池クリニック、ホリスティックヘルス情報室の療法家の先生方、陰で支えてくださっているスタッフの方々に心より感謝を申し上げたいと思います。そして、出版をお引き受けくださった東京堂出版の皆様、担当編集者の上田京子さんにこの場をお借りして感謝の意を表したいと思います。

　　　2006 年 4 月　　　　　　　　　　　　　　　　　　　安　珠

略歴

安　珠 (あんじゅ)

ボディワーカー、アロマセラピスト。
ホリスティックヘルス情報室、および、セッションルーム『アロマグルーヴ』にて、アロマテラピー、ボディワークの施術・指導を担当。他に、医療・福祉分野におけるアロマテラピーの応用研究、ホリスティックヘルス関連プロジェクト、講演、執筆、セラピスト教育に携る。
㈳日本アロマ環境協会認定アロマセラピスト、エサレンマッサージ認定プラクティショナー、NPO法人日本ホリスティック医学協会認定生活習慣病予防指導士。
㈳日本アロマ環境協会・学術調査研究委員、NPO法人・日本ホリスティック医学協会運営委員。

著書：「ストレスケアのためのアロマテラピー」東京堂出版
　　　「アロマテラピー占星術」BABジャパン

㈲ホリスティックヘルス情報室　http://www.holisticmedicine.jp/
アロマグルーヴ　http://www.aromagroove.jp/

図　　版──小堀　文彦

アロマテラピーとチーム医療

2006年5月15日　初版印刷
2006年5月30日　初版発行

著　者　　ホリスティックヘルス情報室　安珠
発行者　　今泉　弘勝
印刷・製本　図書印刷（株）
発行所　　（株）東京堂出版
　　　　　〒101-0051
　　　　　東京都千代田区神田神保町1-17
　　　　　TEL 03-3233-3741　振替 00130-7-270

© ANJU 2006 Printed in Japan　　ISBN 4-490-20586-4 C3047

東京堂出版の本（定価は本体＋税となります）

ベーシックアロマテラピーの事典
林 真一郎 編
A5判 ●268頁 ●本体2200円 ●アロマテラピーの基礎を押さえ、検定試験勉強に最適!!

アロマセラピーとマッサージのためのキャリアオイル事典
レン・プライスほか 著／ケイ 佐藤 翻訳
A5判 ●246頁 ●本体2600円 ●より効果的に植物油を活用するための貴重な情報源

基本 ハーブの事典
北野 佐久子 編
A5判 ●316頁 ●本体2200円 ●定番ハーブとガーデン、植物誌を紹介する読むハーブ事典

ハーバルセラピーの事典
苑田みほ 編
A5判 ●292頁 ●本体2600円 ●ハーブや精油を使って健康・快適生活を

日本のハーブ事典 身近なハーブ活用術
村上 志緒 編
A5判 ●272頁 ●本体2400円 ●暮らしの中にある、身近な植物を楽しむ方法

花の力で癒すバッチフラワーエッセンス事典
ゲッツ・ブローメ医学博士 著／岩田 明子 翻訳
A5判 ●512頁 ●本体4900円 ●レメディーの詳説、組み合わせ、症状別使用法など実践的内容

リフレクソロジーの事典 足から心と体のセリフヒーリング
塩瀬 静江 著
A5判 ●280頁 ●本体2600円 ●家庭でできる、足裏から癒すテクニックを紹介

パトリシア・デーヴィスのアロマテラピー占星術
パトリシア・デーヴィス 著／バーグ文子 監修・翻訳／森田典子 翻訳
A5判 ●276頁 ●本体3200円 ●植物の力と星空のサイクルを利用して＋αのヒーリング

森林療法ハンドブック
降矢 英成 著
A5判 ●200頁 ●本体2400円 ●森の癒しへの分かりやすいガイドブック

ストレスケアのためのアロマテラピー
安珠 著
四六判 ●216頁 ●本体1900円 ●万病のもととなるストレス対策に